Peter Mersch

Klüger werden und Demenz vermeiden

Wie sich beides für Jung und Alt erreichen lässt!

3., verbesserte Auflage

ISBN: 1480254894
ISBN-13: 978-1480254893

Inhaltsverzeichnis

Zusammenfassung

Ein Buch, das Ihnen zeigt, wie Sie auf natürliche Weise Ihre Intelligenz verbessern und die Leistungsfähigkeit Ihres Gehirns bis ins hohe Alter erhalten können.

Es richtet sich an Jung und Alt, aber auch an Eltern von kleineren Kindern.

Mit Mitte dreißig war der Autor aufgrund seiner jahrzehntelangen schweren Migräneerkrankung geistig und körperlich bereits so sehr erschöpft, dass er sich kaum mehr konzentrieren konnte, unter Schlafstörungen litt und bei den kleinsten Anstrengungen und Aufregungen Kopfschmerz-, Schwindel- und Panikattacken bekam. Daneben plagten ihn chronische Müdigkeit, Depressionen und rheumatische Beschwerden. Von den Ärzten war kaum mehr Hoffnung zu erwarten, da er im medizinischen Sinne als austherapiert galt. Wenig später fand er heraus, was er – wie vermutlich die meisten Menschen in unserer Gesellschaft ebenso – seit Anbeginn seines Lebens falsch machte. Heute, mit über 60 Jahren, erarbeitet er eigenständige kreative Lösungen zu äußerst komplexen wissenschaftlichen Problemstellungen, wie es die von ihm entwickelte „Systemische Evolutionstheorie“ beispielhaft demonstriert.

Das Buch wendet sich an alle, die ihre vorhandene Konzentrationsfähigkeit weiter verbessern und sich ihre kognitiven Fähigkeiten bis ans Lebensende erhalten möchten. Es macht Mut und Hoffnung, da es zeigt, dass man mit den geeigneten Maßnahmen selbst im Alter noch deutlich klüger und kreativer werden kann.

Der Autor lässt anklingen, dass die im Buch vorgeschlagenen Verhaltens- und Lebensstilmaßnahmen ein erhebliches Kostensenkungspotenzial im Gesundheitssystem besitzen können.

1 Einführung

Möglicherweise werden Sie sich mit Blick auf den zugegebenermaßen etwas reißerischen Titel fragen, wieso ausgerechnet in diesem Buch etwas substanziell Neues zu den Themen *Steigerung der eigenen kognitiven Leistungsfähigkeit* und *Vermeidung von Demenz* stehen sollte, was über die einschlägigen Publikationen der zuständigen Experten und Fachwissenschaftler hinausgeht.

Dies lässt sich leicht beantworten: Ich litt bis ca. Ende 30 unter chronischer Migräne, konnte mich dann aber selbst heilen. In meinem Buch „Migräne. Heilung ist möglich“ veröffentlichte ich ca. 20 Jahre später eine auf meinen Erfahrungen und Einsichten beruhende eigene Migränetheorie, die auch die Grundlage der Erklärungen und Empfehlungen des vorliegenden Buches ist.

In einem separaten Abschnitt meines Migränebuches deutete ich damals bereits an, dass sich vermutlich auch die Übergewichtsproblematik und dabei insbesondere deren epidemischer Charakter auf die gleichen Zusammenhänge zurückführen lassen. Später baute ich die Gedanken zu einem eigenständigen Buch mit dem Titel „Wie Übergewicht entsteht ... und wie man es wieder los wird“ aus.

Die von mir zu Migräne und zur Übergewichtsproblematik verfassten, oftmals recht wissenschaftlich gehaltenen und nicht immer ganz leicht zu lesenden Bücher finden Sie in der Literatur. Daneben betreibe ich mit www.miginfo.de seit dem Jahr 2004 eine der weltweit umfangreichsten Websites zum Thema Migräne. Wie Sie sehen, kenne ich mich also zumindest mit einer Gehirnerkrankung – nämlich der Migräne – bestens aus.

Doch was bedeutet chronische Migräne eigentlich für die davon betroffene Person im Alltag?

Meinen ersten Migräneanfall erlebte ich im Alter von 15 Jahren. In den darauf folgenden Jahren nahm die Krankheit kontinuierlich an Schwere zu. Um das 35. Lebensjahr herum erlitt ich nicht nur ca. 100 schwere Migräneattacken pro Jahr, sondern kämpfte zugleich mit einer gravierenden geistigen Erschöpfung. Beispielsweise war es mir damals kaum mehr möglich, in größeren Geschäften einkaufen zu gehen, ohne dabei unter starken Schwindelsymptomen zu leiden. In Fußgängerzonen oder auf Wochenmärkten bekam ich regelmäßig Panikattacken ob des allgemeinen Gedränges und der Menschenmassen. Daneben litt ich unter Konzentrations-, Schlaf- und sonstigen Störungen, von denen mir die rheumatischen Symptome, die Depressionen und die ständige Müdigkeit noch am stärksten in Erinnerung geblieben sind. Ich fühlte mich damals geistig und körperlich älter als mein Vater, der bei meiner Geburt immerhin bereits 40 Jahre alt war. Von der Medizin war keine Hoffnung mehr zu erwarten, denn die behandelnden Ärzte hatten mir bereits eröffnet, dass ich im medizinischen Sinne austherapiert sei, und alles wohl auf eine Frühverrentung hinausliefe.

Rückblickend betrachtet war ich damals wohl auf dem besten Wege, mein Gehirn substanziell zu schädigen. Im Grunde war es nur noch eine Frage der Zeit, bis es zum unaufhaltsamen Prozess in die Demenz gekommen wäre.

Doch wie sieht es heute aus? Dazu möchte ich Sie bitten, sich einmal die letzten beiden Seiten des vorliegenden Buches anzusehen. Dort finden Sie einen Hinweis – nennen Sie es meinetwegen eine Reklame – auf mein im Oktober 2012 erschienenes Buch „Systemische Evolutionstheorie", zu dessen Grundgedanken sich einige äußerst kluge und in den Wissenschaften allseits anerkannte Köpfe vorab sehr positiv geäußert haben.

Zur besseren Einschätzung des Vorgangs sollte man vielleicht noch wissen, dass die Darwinsche Evolutionstheorie – neben einigen anderen Großtheorien wie die spezielle und allgemeine Relativitätstheorie, die Quantentheorie etc. – zu den Säulen des modernen wissenschaftlichen Weltbildes zählt. „Systemische Evolutionstheorie" ist der Versuch, sie so zu verallgemeinern – und dabei zugleich einige ihrer bekannten Schwachstellen zu beheben –, dass auch die nichtbiologischen, soziokulturellen Evolutionen auf ihrer Grundlage modelliert werden können, woran auf der Darwinschen Lehre beruhende Ansätze bislang gescheitert sind, wie unter anderem das Beispiel des Sozialdarwinismus belegt. Was ich dort also vorhabe, ist alles andere als ein kleines und einfaches Unterfangen.

Nun wird sich die Systemische Evolutionstheorie zugegebenermaßen noch bewähren müssen. Grundsätzlich ist denkbar, dass sie sich bei eingehenderer Prüfung als nicht ausreichend tragfähig oder gar als falsch erweist. Doch bereits die Tatsache, dass mehrere führende Wissenschaftler aus ganz unterschiedlichen Fachdisziplinen nach Lektüre meines Buches ihre Wichtigkeit und potenzielle Richtigkeit nicht ausschließen wollen, zeigt, dass ich mich seit dem Tiefpunkt in der Mitte meines Lebens wieder geistig bemerkenswert erholt haben muss.

Dies lässt sich auch an vielen anderen Aspekten erkennen. So vermute ich, dass ich in meinen jungen bis mittleren Jahren unter Zucker- beziehungsweise Kohlenhydratsucht litt. Beispielsweise war es mir damals kaum möglich, ein längeres Meeting ohne zwischenzeitliches Abräumen der auf den Besprechungstischen reichlich angebotenen Keksteller durchzustehen. Bei der anstrengenden Bildschirmarbeit als Systemprogrammierer hatte ich die Kekse und Schokoladenriegel oftmals unmittelbar neben der Tastatur bereitliegen. Gesüßter Kaffee und die üblichen zuckerhaltigen Limonaden rundeten das Geschehen ab, sodass ich, was die Versorgung meines Körpers und insbesondere meines Gehirns mit Zucker anging, praktisch jederzeit am Tropf hing. Heute kann ich demgegenüber problemlos einen ganzen Tag auf Nahrungsaufnahme verzichten, ohne dass dies zu einem Nachlassen meiner Konzentrationsfähigkeit führt.

Hinzu kommt, dass mir in meiner Jugendzeit zwar einige Personen eine mathematische Hochbegabung attestierten, aufgrund derer ich mein Mathematik- und Informatikstudium dann auch mit der Note „Mit Auszeichnung“ abschloss, doch danach versank ich mehr und mehr in der Finsternis meiner sich immer weiter verstärkenden Migräneerkrankung.

Was ich damit sagen will: Ich habe in meinen jungen Jahren zu keinem Zeitpunkt irgendwelche besonderen kreativen geistigen Leistungen gleich welcher Art erbracht. Um so erstaunlicher dürfte es sein, dass mir dies nun mit mehr als 60 Jahren ziemlich leicht und locker auf recht unterschiedlichen Fachgebieten gelingen will. Ein Beispiel dieser neuen Kreativität ist letztlich auch das vorliegende Buch. Denn ich bin mir ziemlich sicher, dass Sie – sofern Sie meine anderen „Gesundheitsbücher“ noch nicht kennen sollten – darin ein paar äußerst triftige Argumente vorfinden werden, von denen Sie zuvor noch nie etwas gehört haben.

Kurz: Mein bisheriges Leben legt nahe, dass ich zum anstehenden Thema etwas Wichtiges zu sagen haben könnte.

Möglicherweise fragen Sie sich noch, was denn mein eigenes Anliegen in der Sache ist. Nun, ich habe in meiner Jugendzeit – ohne es zu wissen und die Gründe dafür zu kennen – einige wesentliche Dinge ganz fürchterlich falsch gemacht und mir damit selbst sehr geschadet. Später entdeckte ich die entscheidenden Stellschrauben zur Wiedererlangung meiner früheren geistigen Frische. An diesen Erkenntnissen möchte ich andere teilhaben lassen, damit sie nicht in die gleiche Falle laufen, wie ich es damals tat.

Das gilt insbesondere für Eltern von kleineren Kindern. Ich würde mir wünschen, dass sie die an sie gerichteten Empfehlungen des Buches sehr gewissenhaft beherzigen, denn ihre Kinder könnten vermutlich ganz außerordentlich davon profitieren.

Gemäß der von mir entwickelten Systemischen Evolutionstheorie sind wir Menschen unter anderem deshalb die dominierende Spezies auf diesem Planeten geworden, weil wir unsere erworbenen Kompetenzen an andere weitergeben und hierbei oftmals sogar Vorteile erlangen können. Ich verhalte mich also letztlich so, wie wir Menschen das normalerweise tun und auch tun sollten.

Daneben verspreche ich mir mit meinem Buch, verstärkt auch eher intellektuelle Personen – die sogenannten Geistesarbeiter – anzusprechen, die sich für gewöhnlich sehr stark über ihre mentalen Fähigkeiten definieren und infolgedessen ein natürliches Bedürfnis besitzen, sich darin weiter zu verbessern und spätere Dequalifizierungen oder gar Kontrollverluste zu vermeiden beziehungsweise so weit wie möglich abzumildern.

Denn im Allgemeinen investiert man am meisten in die Dinge, die einem besonders wichtig sind und in denen man ohnehin schon sehr gut ist. Aus diesem Grund üben musisch begabte Menschen gern stundenlang am Klavier, während Männer mit einem bereits gut ausbildeten Muskeltonus lieber die Hanteln stemmen. Warum das so ist, erklärt die Systemische Evolutionstheorie. Dies hat recht viel mit dem in der Ökonomie eine wesentliche Rolle spielenden Theorem von David Ricardo zu tun, das sich unmittelbar aus der Systemischen Evolutionstheorie ergibt.

Ich erhoffe mir also, mit dem vorliegenden Buch vor allem auch solche Leser zu erreichen, die sich nicht sogleich von jedem halbwegs schwierigen beziehungsweise theoretischen Argument in die Flucht jagen lassen. Dies ist nämlich gewissermaßen das Trauma aller Autoren, die sich zur Übergewichtsproblematik äußern. Ein gern gemachter Einwurf dort ist: „Warum begründen Sie seitenweise, wie etwas im Körper abläuft, anstatt mir einfach zu sagen, was ich tun soll?“

Mit einer solchen Haltung würden Sie beim vorliegenden Thema nicht sehr weit kommen. Grundvoraussetzung für den Erhalt der eigenen geistigen Leistungsfähigkeit ist unter anderem die geistige Anstrengung, so wie es für den Erhalt der Muskulatur die körperliche Ertüchtigung ist. Ich gehe deshalb im Folgenden wie selbstverständlich davon aus, dass Sie zum Thema mehr hören wollen als simple Handlungsanleitungen.

Und schließlich ist das Buch mit einer gewissen Wut (ein weiteres „Wutbuch“ zur Lage der Medizin also, siehe Frank in der Literatur) auf die beinahe als verantwortungslos zu bezeichnende Haltung der Schulmedizin gegenüber der aufkommenden Demenz- und Pflegekatastrophe verfasst worden. Denn die Schulmedizin verhält sich in der Sache weiterhin in etwa so, wie eine Feuerwehr, die zwar schnell und gerne zur Stelle ist, um ein in einen Brunnen gefallenes Kind gegen reichliche Kostenerstattung zu retten, aber absolut nichts dazu beitragen möchte, den Brunnen selbst abzusichern, sodass es erst gar nicht mehr zu den bisweilen spektakulären und kostenintensiven Rettungsaktionen kommt. Kostenpflichtige Behandlung statt Krankheitsprävention ist ihre Devise. Aus diesem Grund werden die von mir empfohlenen „Selbsthilfemaßnahmen“ und die mit ihnen verbundenen Analysen auch keinerlei Beachtung innerhalb der Medizin finden. Sie sind vor allem etwas für Menschen, die Wert auf Autonomie legen und sich und ihren Angehörigen selbst helfen möchten. Für die Medizinindustrie sind sie bestenfalls Geschäftsfeld schädigend.

Wie ich bereits durchblicken ließ, bin ich System- und Evolutionstheoretiker. Ich betrachte den Menschen gewissermaßen als ein per Evolution entstandenes lebendiges, Energie verarbeitendes System. Für die normale Schulmedizin ist das ein eher ungewöhnlicher Ansatz, denn dort zerlegt man den Menschen gerne in kleinere Bestandteile (insbesondere in die Organe), für die dann unterschiedliche Fachdisziplinen zuständig sind. Eine gesamthafte Betrachtung unter Berücksichtigung der menschlichen Entwicklungsgeschichte unterbleibt zumeist.

Manch einer wird sich an dieser Stelle fragen, wieso es bei dem Thema überhaupt von Belang ist, ob der Mensch per Evolution oder doch eher durch Gottes Schöpfung entstanden ist. Nun, Sie selbst dürfen natürlich glauben, was Sie wollen. Mir hilft eine solche Vorgehensweise, um unplausible Thesen auszuschließen, zum Beispiel die von vielen Medizinern direkt oder indirekt getätigte Grundannahme (die im Laufe des Buches eine noch ganz entscheidende Rolle spielen wird), dass das menschliche Gehirn nur aus Glukose (= Zucker, Kohlenhydrate) Energie gewinnen kann. Man kann nämlich evolutionstheoretisch recht leicht zeigen, dass der Mensch mit einem solchen Gehirn nicht durch die Altsteinzeit gekommen wäre, jedenfalls hätte sein Gehirn in dieser längsten Epoche der menschlichen Vorgeschichte nicht wachsen können. Mit der von mir verwendeten evolutionär-systemischen Herangehensweise erschließt sich dies unmittelbar und äußerst plausibel, nicht jedoch mit der Methodik der Schulmedizin.

Ich bin der festen Überzeugung, dass sich hinter einem Großteil der heutigen Zivilisationserkrankungen wie Migräne, Epilepsie, Kopfschmerzen, Diabetes, Übergewicht/Adipositas, ADHS, Bulimie, Depressionen, Demenz etc. ganz wesentlich ein gemeinsamer Defekt verbirgt, nämlich die unter der heute üblichen – und von medizinischer Seite empfohlenen – durchgehend kohlenhydratreichen Ernährungsweise beinahe zwangsläufig stattfindende Abtrennung des Gehirns vom Fettstoffwechsel, bei der es sich um nichts weniger handelt, als um die Deaktivierung einer zentralen menschlichen Stoffwechselfunktion, ohne die unser Gehirn in der Altsteinzeit nicht hätte wachsen und funktionieren können. Sehr viele Indikatoren weisen exakt in diese Richtung. Würde es sich tatsächlich als richtig erweisen, dann könnten sehr viele Menschen mit einfachsten Verhaltens- und Lebensstilmaßnahmen – wie ich sie im Laufe des Buches beispielhaft vorstelle – ein wesentlich gesünderes und menschenwürdigeres Leben führen. Und ganz nebenbei könnten allein in Deutschland viele Milliarden Euro an jährlichen Gesundheitskosten eingespart werden. Aber würden das auch die wollen, für die die Kosten Einnahmen sind?

Ich will Sie jedoch mit solchen Details nicht weiter langweilen. Im vorliegenden Buch habe ich mich bemüht, mich so verständlich wie möglich auszudrücken, um Ihnen meine Hauptargumente und die darauf aufbauenden Empfehlungen und Maßnahmen zur Verbesserung Ihrer Konzentrationsfähigkeit und zum langfristigen Erhalt Ihrer geistigen Kompetenzen nahezubringen. An vielen Stellen, die sich insbesondere mit dem menschlichen Energiestoffwechsel befassen, verzichte ich auf eingehende, über wissenschaftliche Referenzen belegte Begründungen. Wenn Sie darauf ganz speziell Wert legen, um bis ins letzte Detail nachvollziehen zu können, ob dies auch tatsächlich im medizinischen Sinne richtig ist, was ich im vorliegenden Buch behaupte, dann empfehle ich Ihnen zusätzlich mein Buch „Wie Übergewicht entsteht … und wie man es wieder los wird“. Dort finden Sie die zugehörigen Fachbegriffe, die Fußnoten, die Zitate, die Referenzen auf die einschlägige Fachliteratur und alles, was das Forscherherz sonst noch begehren mag.

Ferner: Wenn Sie meine Bücher zur Übergewichtsproblematik bereits kennen, wird Ihnen manches bekannt vorkommen. Schlimmer noch: Sie werden auf ganze Absätze und Seiten stoßen, in denen Wort für Wort das

Gleiche steht. Dies hat ökonomische Gründe: Hinter allen diesen Büchern, die sich zum Teil an ganz unterschiedliche Interessengruppen wenden, steht letztlich eine einheitliche Theorie. Es macht dann aber wenig Sinn, die gleichen Zusammenhänge und Hintergrundinformationen in immer neuen Worten zu formulieren oder dabei gar auf eine einheitliche Darlegung in einem bestimmten Buch zu verweisen, sodass sich beispielsweise ein schlanker, am langfristigen Erhalt seiner geistigen Fähigkeiten interessierter Geistesarbeiter auch noch mein Übergewichtsbuch kaufen müsste. Die einzelnen Bücher stehen zunächst alle für sich selbst. Sie können völlig unabhängig voneinander gelesen werden. Erst wenn Sie an noch detaillierteren Begründungen für die hier getätigten Energiestoffwechselaussagen interessiert sind, empfehle ich Ihnen die zusätzliche Lektüre von „Wie Übergewicht entsteht ... und wie man es wieder los wird". Ansonsten brauchen Sie das Buch nicht.

Und schließlich: Viele der im Buch vorgetragenen Argumente greifen ineinander. Im Grunde versteht man den endgültigen Zusammenhang erst, wenn man sie alle gemeinsam betrachtet. Dies hat leider dazu geführt, dass ich einige Punkte in manchen Kontexten vorziehen musste, obwohl ich sie erst in einem Folgekapitel in der angemessenen Tiefe erkläre und analysiere. Hierdurch mag das Buch mitunter redundant wirken. Aufgrund der Komplexität und auch Wichtigkeit des Themas habe ich mich dann aber doch dazu entschieden, die Dinge lieber einmal zu viel als zu wenig zu erklären, was meiner Ansicht nach durchaus vertretbar ist, denn besonders umfangreich ist das Buch auch weiterhin nicht.

2 Gehirn und Gehirnstoffwechsel

Die Medizin geht allgemein davon aus, dass das Gehirn bevorzugt Glukose, das heißt, Zucker zur Energiegewinnung nutzt (siehe die beispielhaften Zitate im folgenden Kapitel). Grundlage dieser Überlegung ist unter anderem die Tatsache, dass freie Fettsäuren die Blut-Hirn-Schranke nicht überwinden können.

Da das Gehirn nur über begrenzte Glykogenspeicher (Kohlenhydratspeicher) verfügt, es aber auch in Ruhe (zum Beispiel während des Schlafs) eine hohe Stoffwechselaktivität besitzt, muss eine konstante Glukosezufuhr über das Blut ins Gehirn gewährleistet sein.

Das Gehirn kann alternativ zur Glukose auch Ketonkörper – ihre Herstellung erfolgt in der Leber aus freien Fettsäuren – zur Energiegewinnung verwerten. Diesen Vorgang nennt man *Ketolyse.* Nach Auffassung der Mehrheitsmeinung in der Medizin geschieht dies aber nur in Ausnahmefällen, und zwar dann, wenn über längere Zeit keine ausreichenden Mengen an Kohlenhydraten über die Nahrung aufgenommen werden. In diesem Fall muss das Gehirn zunächst entsprechende Mengen eines bestimmten Enzyms herstellen, wozu es unter den Bedingungen der heute üblichen kohlenhydrat- und kalorienreichen Ernährungsweise in der Regel erst nach einigen Tagen in der Lage ist.

Leider scheint unter den Stoffwechselexperten der Medizin kaum jemand die Frage zu stellen, ob es sich bei der fehlenden Bereitschaft zur Ketolyse des Gehirns um einen Normalzustand oder eher um ein Defizit handelt.

Denn immerhin kann festgestellt werden, dass die Ketolyse für das Gehirn eines Säuglings noch von entscheidender Bedeutung ist. Dies lässt sich kurz und bündig „dem" deutschsprachigen Medizinfachbuch zum menschlichen Stoffwechsel entnehmen, nämlich dem Lehrbuch zur Biochemie und Pathobiochemie von Löffler und Petrides (siehe Literatur):

> Im Gehirnstoffwechsel eines Säuglings werden zu einem weitaus höheren Anteil Ketonkörper verarbeitet als beim Erwachsenen. Infolgedessen können Säuglinge wesentlich geringere Blutglukosekonzentrationen (20 – 30 mg/dl = 1,2 – 1,8 mmol/l) ohne neurologische Ausfälle tolerieren als Erwachsene. Kurz nach der Geburt steigen die Aktivitäten der Ketonkörper verwertenden Enzyme ß-Hydroxybutyrat-Dehydrogenase und Succinyl-CoA-Acetacetyl-CoA-Transferase deutlich an, wodurch eine

optimale Ausnutzung des hohen Fettanteils der Muttermilch möglich wird. Glukose kann jedoch auch beim Säugling nicht vollständig durch Ketonkörper ersetzt werden. Nach dem Abstillen und der Umstellung des Kleinkindes auf kohlenhydratreiche Nahrung fallen die Ketonkörper metabolisierenden Enzymaktivitäten wieder ab.

Falls Ihnen das Buch von Löffler und Petrides nichts sagen sollte: Früher standen Frauen ganz häufig mit der Nudelrolle hinter der Tür, wenn ihr Ehemann mal wieder mitten in der Nacht sturzbetrunken aus seiner Stammkneipe heimkehrte, heute hat die gebildete Frau dafür den viel wirkungsvolleren Löffler und Petrides zur Hand. Ganz entsprechend entstammt das obige Zitat aus der Seite 1.055 des schwergewichtigen und wuchtigen Wälzers. Die obige Aussage hat also Gewicht.

Daneben sind die Ketonkörper wohl auch für die Entwicklung der kleinkindlichen Gehirnsubstanz erforderlich, wie Forschungsarbeiten gezeigt haben wollen (siehe Morris in der Literatur).

Es ist bedauerlich, dass gemäß den Aussagen der medizinischen Fachliteratur Kinder nach dem Abstillen wie selbstverständlich auf eine kohlenhydratreiche Nahrung umgestellt werden sollen, zumal dies unter Berücksichtigung der gesamten Entwicklungsgeschichte der Menschheit wohl eher die Ausnahme gewesen sein dürfte.

Hier rächt es sich, dass der Körper den größten Teil der gespeicherten Energie aus ökonomischen Gründen in Form von Fett vorhält, das aber nur zu einem geringen Teil in Glukose zurückverwandelt werden kann (aus einem üblichen Triglycerid mit drei gesättigten Palmitinsäure-Molekülen und einem Glycerin-Molekül kann anteilsmäßig nur noch ca. 6% Glukose – und zwar aus dem Glycerin-Molekül – gewonnen werden).

Dies mag für Lebewesen mit einem gemessen an der Körpergröße kleineren Gehirn und folglich kleineren relativen zerebralen Energieanforderungen – zum Beispiel Schafen – angemessen sein, für den Menschen mit seinem energiehungrigen großen Gehirn ist die Situation jedoch problematisch.

In Experimenten mit Ratten konnte nachgewiesen werden, dass deren Gehirn in Sauerstoffmangelsituationen (Hypoxie) bei ausreichender Versorgung mit Ketonkörpern länger überlebensfähig ist als bei reiner Glukose-Versorgung (siehe Kirsch in der Literatur). Einige Wissenschaftler vermuten deshalb, dass Ketonkörper eine besonders effiziente Energiequelle für ein auf diesen Energieträger eingestelltes Gehirn darstellen (siehe Veech in der Literatur).

Wie ich in diversen Artikeln und Büchern zur Migräne erläutert habe (siehe Literatur), kann die fehlende Bereitschaft des Gehirns zur Nutzung von Ketonkörpern (Ketolyse) in Energiemangelsituationen – beziehungsweise die zu einseitige Ausrichtung des Gehirnstoffwechsels auf den in der Zuführung eher instabilen Brennstoff Glukose – eine wesentliche Ursache für zerebrale Energiekrisen (und damit zum Beispiel für Migräne oder Epilepsie) sein. Die fehlende Bereitschaft ist jedoch keineswegs naturgegeben, sondern sie wird durch die heute übliche kalorien- und kohlenhydratreiche Ernährungsweise, die keine Phasen längerer vergeblicher Nahrungssuche (beziehungsweise Fasten) mehr kennt, erst produziert. Oder mit den bereits erwähnten Worten Löffler und Petrides:

> Nach dem Abstillen und der Umstellung des Kleinkindes auf kohlenhydratreiche Nahrung fallen die Ketonkörper metabolisierenden Enzymaktivitäten wieder ab.

Es ist seit etlichen Jahrzehnten bekannt, dass sich viele Formen der Epilepsie recht gut mit extrem kohlenhydratarmen Diäten wie der ketogenen Diät behandeln lassen (siehe etwa die Bücher von Baumeister und Platte/Korenke in der Literatur). Allerdings konnte wissenschaftlich bislang noch nicht eindeutig geklärt werden, welche Mechanismen für die positiven Wirkungen solcher Diäten auf die Epilepsie letztlich verantwortlich sind. Untersuchungen deuten jedoch an, dass eine wesentliche Ursache in der Verbesserung der energetischen Versorgung der Zelle liegen könnte (siehe Pan in der Literatur):

> These changes would be consistent with an increase in the effective available cellular energy.

Mit anderen Worten: Den Nervenzellen steht unter Diäten, die die Ketolysefähigkeit des Gehirns (dessen Fähigkeit, Ketonkörper zwecks Energiegewinnung zu verstoffwechseln) reaktivieren – wie es unter anderem bei der ketogenen Diät der Fall ist –, mehr Energie zur Verfügung.

Damit würde sich eine schon länger geäußerte – und von mir geteilte – Vermutung bestätigen, dass eine Reaktivierung der Ketolysefähigkeit des Gehirns dessen Zellen unempfindlicher gegenüber Schwankungen in der energetischen Versorgung machen kann.

Meine zentrale These lautet deshalb:

- Die Fähigkeit des menschlichen Gehirns zur Ketolyse (zur Nutzung von Ketonkörpern für die Energiegewinnung) ist Teil der normalen Energieversorgung des Gehirns und keineswegs nur eine Notfallmaßnahme in Energiemangelsituationen. Sie trägt zur optimalen energetischen Versorgung und langfristigen Gesundhaltung des Gehirns entscheidend bei.

Die These soll in den beiden folgenden Kapiteln weiter untermauert werden.

3 Die Energiestoffwechsel des Menschen

Normale Nahrung setzt sich aus drei Hauptenergieträgern zusammen:

- Kohlenhydrate
- Fette
- Proteine

Ich sprach absichtlich von „normaler Nahrung“, denn der Mensch kann zum Beispiel auch aus Alkohol erhebliche Mengen an Energie gewinnen. Solche Feinheiten sollen im Laufe der Ausführungen jedoch nicht weiter beachtet werden.

Unter den drei Hauptenergieträgern haben die Fette die meisten Kalorien, nämlich ca. 900 Kcal (Kilokalorien) pro 100 g, gefolgt von den Kohlenhydraten und Proteinen mit jeweils etwa 400 Kcal pro 100 g.

Neben den Hauptenergieträgern, einigen weiteren zum Teil essenziellen (= lebensnotwendigen) Nährstoffen und Wasser besitzt normale Nahrung auch Bestandteile, die für den menschlichen Organismus überhaupt keine verwertbare Energie (Kalorien) und Nährstoffe enthalten. Man fasst sie üblicherweise unter dem Begriff „Ballaststoffe“ zusammen.

Nebenbei bemerkt: Es lässt sich evolutionstheoretisch recht gut begründen, dass der im Laufe der menschlichen Entwicklung feststellbare Trend zu immer effizienterer Nahrung (wozu auch das Kochen mit seiner besseren Aufschlüsselung von Nährstoffen gehört) maßgebliche Voraussetzung für die menschliche Kulturentwicklung war. Müssten wir uns noch immer so ernähren wie viele Pflanzenfresser (zum Beispiel Kühe oder Elefanten), wären wir vermutlich den größten Teil des Tages mit Essen und Verdauen beschäftigt und hätten kaum Zeit für Kultur, zu der auch die umfassende Erziehung von Kindern zählt. Kultur wird erst dann möglich, wenn man eine Nahrungsquelle erschlossen hat, die für eine signifikante Reduzierung der täglich erforderlichen Zeit für Nahrungssuche, Essen und Verdauen sorgt. Dies erklärt übrigens zum Teil auch, warum es in unserer Gesellschaft dermaßen viele Supermärkte, Fertiggerichtsangebote, Restaurants, Cafés, Kantinen und Fast-Food-Läden gibt.

In der Natur drängen Lebewesen stets wie selbstverständlich zur effizientesten Nahrungsquelle. Würde man einer Schafherde die Wahl zwischen einer Weide mit viel saftigem Gras und einer anderen, eher ausgedörrten Wiese geben, würden alle Tiere auf die Weide mit dem saftigen Gras laufen. Es ist kaum nachzuvollziehen, warum dies ausgerechnet beim Menschen anders sein sollte. Man darf deshalb durchaus damit rechnen, dass sich die meisten Menschen auch in Zukunft vorwiegend von Lebensmitteln mit hoher Kaloriendichte (kalorienreichen Lebensmitteln) ernähren werden.

Entsprechend den drei Hauptenergieträgern Fette, Kohlenhydrate und Proteine lassen sich im menschlichen Körper drei Energiestoffwechselarten unterscheiden:

- Kohlenhydratstoffwechsel
- Fettstoffwechsel
- Proteinstoffwechsel

Auffällig ist zunächst, dass es zwar essenzielle Aminosäuren (aus denen sich die Proteine zusammensetzen) und Fettsäuren gibt, aber keine essenziellen Kohlenhydrate. Ein Nährstoff heißt in diesem Zusammenhang essenziell (lebensnotwendig), wenn er nicht vom menschlichen Organismus in ausreichender Menge selbst hergestellt werden kann, sondern regelmäßig über die Nahrung von außen zugeführt werden muss. Beispielsweise sind die mehrfach ungesättigten Linol- und Alpha-Linolen-Säuren für den Menschen sogenannte essenzielle Fettsäuren. Aus den genannten Gründen kann man sich deshalb nicht ausschließlich von Kohlenhydraten ernähren, sondern man braucht stets auch mindestens einen gewissen Anteil an Proteinen und Fetten. Wie groß der Anteil mindestens sein muss oder im Idealfall sein sollte, darüber herrscht weitestgehende Uneinigkeit unter den Experten.

Kohlenhydrate sind für den Menschen hingegen nicht essenziell. Mit der sogenannten Glukoneogenese – eine innere Stoffwechselfunktion zur Herstellung von Glukose (Traubenzucker) aus Aminosäuren (Eiweißen) – kann er normalerweise immer so viel Glukose selbst herstellen, wie er zur eigenen Energieversorgung benötigt. Doch dazu später mehr. Festzuhalten ist jedenfalls zunächst: Man kann sich, wenn man will, lebenslänglich ausschließlich von Fetten und Proteinen und ganz ohne Kohlenhydrate ernähren. Vergleichbares gilt für die beiden anderen Hauptenergieträger nicht.

Fette und Proteine dienen im Körper nicht nur zur Energieversorgung, sondern sie haben zum Teil noch ganz andere Aufgaben. Bei den Proteinen ist das den meisten Menschen geläufig, denn sie sind wesentlicher Bestandteil der menschlichen Substanz, seines Gewebes und seiner Muskeln, zu denen insbesondere auch das Herz zählt. Ähnliches gilt für die Fette. Beispielsweise bestehen die Zellwände des menschlichen Organismus aus einer Kombination aus Fetten und Proteinen. Fette und Proteine sind deshalb keine reinen Energieträger, sondern sie nehmen im menschlichen Körper zusätzliche wichtige Aufbaufunktionen wahr, was für die Kohlenhydrate – anders als bei Pflanzen – in diesem Maße nicht gilt.

Unter den drei Energiestoffwechselarten Kohlenhydrat, Fett und Protein ist der Fettstoffwechsel der mit Abstand leistungsfähigste, insbesondere was die Fähigkeit zur Speicherung von Energie angeht. Fast alles, was wir zu viel essen, wird im Körper in Form von Fett gespeichert. Kohlenhydratspeicher (Glukose, Glykogen) besitzt der Körper hingegen so gut wie keine. Der Stoffwechselmediziner Herbert Lochs hat dies anhand der verschiedenen Energiedepots einer 70 kg schweren, schlanken Person verdeutlicht (siehe Literatur). Danach setzten sich die Energiedepots einer solchen Person aus ca. 15 kg Fett, 6 kg Proteinen, 70 g Glykogen (Kohlenhydrate) in der Leber, 120 g Glykogen in den Muskeln und 20 g Glukose an anderen Stellen zusammen. Umgerechnet in Kalorien ergibt dies 141.000 Kcal (Kilokalorien) an Fett, 24.000 Kcal an Proteinen und nur 840 Kcal an Kohlenhydraten.

In Prozentzahlen ausgedrückt, sieht dies so aus: Ca. 85% der verwertbaren Körperenergien liegen als Körperfett vor, ca. 14,5% als Proteine und nur 0,5% als Kohlenhydrate. Wäre die Person übergewichtig, indem sie beispielsweise weitere 15 kg Körperfett (insgesamt also 30 kg) bei ansonsten unveränderter körperlicher Konstitution mit sich herumtrüge, lägen bei ihr bereits 92% aller verwertbaren Energien in Form von Körperfett vor.

An dieser Stelle könnte sich die Frage aufdrängen: Warum ist das so? Warum besteht der weitaus größte Teil der menschlichen Energiedepots aus Fett und nicht zum Beispiel aus Kohlenhydraten?

Dafür existieren unter anderem drei wesentliche Gründe:

- Fett hat die meisten Kalorien.
- Fett ermöglicht flexible, dehnbare Strukturen, wie sie für bewegliche Tiere (anders als für viele Pflanzen) erforderlich sind.

- Fett stellt eine ausgezeichnete Wärmeisolierung dar.

Beim ersten Punkt werden Sie möglicherweise den Kopf schütteln: Predigt uns die Ernährungswissenschaft nicht seit vielen Jahren, wir sollten uns beim Nahrungsfett zurückhalten, weil es die meisten Kalorien hat?

Es ist nun aber leider so, wie es ist: 5 kg Fett entsprechen in etwa 47.000 Kcal, 5 kg Kohlenhydrate hingegen nur ca. 20.000. Ein sich schnell bewegendes Tier, das den größten Teil seiner Energiedepots in Form von Fett vorhält, wird sich viel wendiger, ausdauernder, schneller usw. bewegen können, als eins, das fast alle Energien als Kohlenhydrate gespeichert hat, da es mit den Fetten ein geringeres Gewicht besitzen kann. Oder denken Sie einmal an Neugeborene: Menschliche Säuglinge müssten bei der Geburt deutlich schwerer und auch voluminöser sein, wenn sie die gleichen Energievorräte, die sie heute in ihrem Körperfett vorhalten, in Form von Kohlenhydraten bei sich trügen. Mütter würden sich bedanken.

So weit so gut. Doch leider besteht in diesem Zusammenhang ein gravierendes Problem, auf das ich nun zu sprechen kommen möchte. Ich halte es für den eigentlichen Hauptgrund, warum zunehmend mehr Menschen im Alter dement werden.

Der überwiegende Teil der Mediziner und Ernährungswissenschaftler geht davon aus, dass das menschliche Gehirn nur aus Glukose Energie gewinnen kann. Ich habe Ihnen dazu einmal zwei Textpassagen herausgesucht, die das verdeutlichen. Die erste stammt aus einem Artikel des Stern zur Krankheit Migräne (siehe Literatur), in dem sich führende Neurologen äußern. Darin heißt es an einer Stelle:

Zucker ist rehabilitiert

> Nach diesem Forschungsstand ist Zucker, vor dem in Migräneforen häufig gewarnt wird, rehabilitiert, schließlich verwandelt das Gehirn ausschließlich Kohlenhydrate in Energie um.

Mit „Migräneforen“ ist vermutlich in erster Linie mein eigenes www.miginfo.de-Forum gemeint.

Konsequenterweise empfiehlt der Neurologe und Migränespezialist Hartmut Göbel den Migränebetroffenen, sich kohlenhydratreich zu ernähren, wie er es beispielsweise in einem Beitrag für den NDR tat (siehe Literatur):

Essen Sie regelmäßig und kohlenhydratreich

> Spezielle Nahrungsmittel sind nur selten Auslösefaktoren für Migräne. Früher glaubte man, dass zum Beispiel Schokolade und Käse potente Auslöser der Migräne sind. Heute weiß man, dass der Heißhunger nach hochkalorischen Speisen oft ein Vorbotensymptom der Migräne darstellt. Aufgrund des Energiedefizits haben die betroffenen Patienten Hunger nach Süßem und Hochkalorischem. Man darf dabei also nicht Ursachen und Folgen verwechseln.

Ganz ähnlich drückt sich der Adipositas-Experte Achim Peters (siehe Literatur) aus, der die Hauptursache für die globale Übergewichtsepidemie gemäß der von ihm vertretenen Selfish-Brain-Theorie im Kohlenhydratstoffwechsel sieht, allerdings unter maßgeblicher Verantwortung des Gehirns:

> Das Gehirn nimmt in der Stoffwechselhierarchie des Körpers eine Sonderstellung ein. Es stellt zuerst seine eigene Versorgung sicher, während sich der Rest des Körpers mit der Energie begnügen muss, die dann noch übrig bleibt.

Dabei gehe es vor allem um den Energieträger Glukose (um Kohlenhydrate also):

> Der Kampf um Nahrung, den der hungernde Mensch gegen die Natur oder andere Menschen führt, vollzieht sich spiegelbildlich auch in seinem Inneren. Gekämpft wird dabei um den wichtigsten Rohstoff des Körpers: Zucker. Diese Kohlenhydratverbindung zirkuliert in den Blutbahnen in Form von Glukose, dem begehrtesten Energieträger des Stoffwechsels.

Dies erkläre gemäß Peters auch, warum Menschen weiterhin hungrig werden, obwohl sie längst übergewichtig sind:

> Was aber passiert, wenn das Fettgewebe Energievollversorgung, das Gehirn dagegen Energiebedarf signalisiert? Wenn also ein übergewichtiger Mensch plötzlich einen hohen Energiebedarf im Gehirn hat – bekommt er dann trotzdem Heißhunger? Es ist kaum überraschend, wer sich in einer solchen Situation durchsetzt: Wenn das Gehirn Energiebedarf hat, werden die Sättigungssignale des Fettgewebes abgeblockt. Sie dringen überhaupt nicht bis zu den Orexin-Neuronen im lateralen Hypothalamus vor. Bei einem Energiebedarf im Gehirn springt in der Relaisstation, die im unteren Hypothalamus auf dem Weg hin zu den Orexin-Neuronen liegt, gewissermaßen eine Sicherung raus, das egoistische Gehirn zieht die unliebsamen Leptinsignale einfach aus dem Verkehr. Wird dies zu einem Dauerkonflikt, ist Übergewicht unvermeidlich. Denn

> obwohl das speichernde Fettgewebe den Körper mit Sattheitsbotschaften flutet, verfügt das Gehirn: ‚weiter essen'. Es sind also nicht die Fettzellen selbst, die Übergewicht verursachen, indem sie ständig Nachschub fordern. Es ist die mangelhafte Energieversorgung des Gehirns, die bei übergewichtigen Menschen dazu führt, immer mehr zu essen!

Man beachte die recht ähnliche Ursachenbestimmung der beiden Mediziner Göbel und Peters bei ansonsten völlig unterschiedlichen Erkrankungen: Göbel spricht von „Energiedefiziten" im Gehirn bei Migräne, Peters fast gleichlautend von einer „mangelhaften Energieversorgung" des Gehirns bei Adipositas.

Doch leider stimmen bei den zitierten Äußerungen bereits die Grundannahmen nicht, denn das Gehirn kann – wie im vorangegangenen Kapitel erläutert wurde – neben Glukose im Prinzip auch aus Ketonkörpern (beziehungsweise „Ketonen", die in der Leber aus Fetten hergestellt werden) Energie gewinnen, nur tut es das nicht immer. Wie die wirklichen Verhältnisse sind, lässt sich unmittelbar dem Stoffwechsellehrbuch von Löffler/Petrides entnehmen, aus dem die entscheidende Kernaussage bereits im vorangegangenen Kapitel zitiert wurde. Ich möchte sie an dieser Stelle einmal kurz erläutern und kommentieren:

Säuglingsgehirne beziehen einen erheblichen Anteil ihrer Energie aus Ketonkörpern. Man nennt die Fähigkeit dazu „Ketolysefähigkeit". Diese ist gemäß Löffler/Petrides im Säuglingsalter allein schon deshalb erforderlich, um die sehr fettreiche Muttermilch optimal verstoffwechseln zu können. Bewirkt werde die Fähigkeit durch bestimmte Enzymaktivitäten, die im Säuglingsgehirn kurz nach der Geburt im geeigneten Maße ansteigen. Ganz auf Glukose verzichten können Säuglingsgehirne – wie die von Erwachsenen – jedoch nicht.

Der entscheidende Satz des Löffler/Petrides-Zitats ist der letzte: Stellt man das Kind nach dem Abstillen auf eine kohlenhydratreiche (!) Nahrung um, verliert sein Gehirn mit der Zeit seine Ketolysefähigkeit. Es kann dann – im Normalbetrieb – nur noch aus Glukose Energie gewinnen.

Ich habe die Wörter „im Normalbetrieb" eingefügt, weil eine verloren gegangene Ketolysefähigkeit später wieder neu erworben werden kann, allerdings nur unter ganz bestimmten Voraussetzungen. Wie eine Wiedererlangung der Ketolysefähigkeit erfolgen kann, wird wesentlicher Teil der von mir empfohlenen Maßnahmen sein.

Doch kommen wir zunächst zu gewichtigeren Fragen, die sich längst aufdrängen: Warum stellt die ausschließliche Energieversorgung des Gehirns mit Glukose ein Problem dar? Und warum kann ein Säuglingsgehirn ab der Geburt keineswegs ausschließlich mit Glukose versorgt werden?

Denken Sie dazu einmal an den Fall Mose und dessen Aussetzung auf dem Nil. Der Bibel zu Folge hatte der Pharao die Tötung aller männlichen Nachkommen von Israeliten angeordnet. Seine Mutter setzte ihn daraufhin in ihrer Verzweiflung auf dem Nil aus.

Menschliche Säuglinge sind im Wesentlichen Hirnwesen. Bis zu 75 oder gar 80% ihrer Ruheenergie werden von ihrem Gehirn beansprucht. Doch könnte ein solch kleines Lebewesen selbst einige Stunden ohne Nahrung (zum Beispiel ausgesetzt in einem Schilfkästchen auf dem Nil) überleben, wenn sein Gehirn nur von Glukose leben kann?

Die Antwort lautet nein. Mose wäre unter solchen Umständen vermutlich längst vor seiner späteren Entdeckung gestorben. Der Grund dafür ist sowohl bemerkenswert als auch einfach zugleich, obwohl sich fast die gesamte Ernährungsliteratur in seltsamer Eintracht dazu ausschweigt: Aus Fett kann der menschliche Stoffwechsel – wie bereits erwähnt – fast keine Glukose mehr herstellen. Fette werden in den Fettzellen als Triglyceride (3 Fettsäure-Moleküle, ein Glycerin-Molekül) gespeichert, und nur deren Glycerinanteil kann in Glukose zurückverwandelt werden. Wir reden hier von ca. 6% der Gesamtenergie eines Triglycerids.

Alternativ müsste die Glukose per Glukoneogenese aus Körperproteinen hergestellt werden. Dieser Prozess ist jedoch alles andere als effizient. Für ein Gramm Glukose werden 1,8 Gramm Eiweiß (Protein) benötigt, was den Abbau von 9 Gramm Muskulatur oder Bindegewebe erforderlich macht. Bei 50 g Glukose wären dies beispielsweise bereits 450 g Muskulatur oder Bindegewebe.

Dies mag bei größeren Erwachsenen gelegentlich noch hinnehmbar sein, bei kleinen Säuglingen, die gerade zuvor mühsam im Leib der Mutter genährt und gewissermaßen hochgepäppelt wurden, dagegen nicht. Die Ketolysefähigkeit von Säuglingsgehirnen ist deshalb zwingend erforderlich. Anders könnten Säuglinge nicht einmal ausnahmsweise für ein paar Stunden ohne Nahrung bleiben und dabei überleben.

Sie ist im Übrigen auch einer der wesentlichen Gründe, warum menschliche Säuglinge mit einem solch ungewöhnlich hohen Fettanteil geboren werden. Der Mensch hat von allen Spezies die fettesten Neugeborenen. Der in der Literatur aufgeführte Artikel des Spiegel mit dem Titel „Babyspeck macht schlau“ (beziehungsweise die ihm zugrunde liegende Forschungsarbeit von Correia et al., siehe Literatur) erklärt, warum das so ist:

> Gerade während der frühen Entwicklung in den ersten drei Lebensjahren benötigt das Gehirn große Mengen an Energie, um sich richtig zu entfalten. Mit den großen Fettmengen, die bereits im Mutterleib zur Verfügung gestellt werden und die Mutter zusätzliche Energie kosten, wird wenigstens ein Teil der Reserven gesichert.

Die forschenden Anthropologen hatten bei der Vermessung von mehr als 1.000 Säuglingen unter anderem einen Zusammenhang (eine positive Korrelation) zwischen Kopfgröße und der Menge an Babyspeck feststellen können (siehe den Artikel des Spiegel in der Literatur):

> Säuglinge mit einem großen Kopf hatten gleichzeitig die dickste Fettschicht.

Sollten Sie Mutter oder Vater eines Kleinkindes sein oder sich gerade in der Familienplanung befinden, möchte ich Ihnen den dringenden Rat geben: Stellen Sie Ihr Kind auf gar keinen Fall zu schnell auf eine kohlenhydratreiche Ernährung um. In den ersten Lebensjahren ist das kindliche Gehirn darauf angewiesen, auch vom Fett (von Ketonkörpern) leben zu können.

Denn was bedeutet das oben Gesagte? Zunächst einmal nichts weiter, als dass menschliche Neugeborene vor allem deshalb mit einem solch ungewöhnlich hohen Fettanteil geboren werden, weil *ihr Gehirn in den ersten drei Lebensjahren große Mengen an Energie benötigt, um sich richtig entfalten zu können.* Wie wir aber längst wissen, kann der menschliche Organismus (auch bei Kleinkindern) aus Fett so gut wie keine Glukose mehr herstellen. Mit anderen Worten: Das viele Körperfett von Neugeborenen dient in erster Linie dazu, ihr Gehirn mit Ketonkörpern (das heißt, mit Fett und nicht mit Glukose) zu versorgen. Genauso steht es letztlich auch im Medizinlehrbuch von Löffler und Petrides, siehe das Zitat im vorangegangenen Kapitel. Es ist folglich nicht ratsam, Kinder zu früh (wenn überhaupt) an eine betont stärke- beziehungsweise kohlenhydrathaltige Nahrung zu gewöhnen, denn dann könnte die Fähigkeit ihres Gehirns, aus Fett Energie zu gewinnen, wieder verloren gehen – wie man in Löffler/Petrides nachlesen kann –, worunter ihre Gehirnentwicklung substanziell leiden könnte. Und: Sie könnten dadurch sogar zum Epileptiker werden.

Und nun überlegen Sie einmal: Der Mensch hat von allen Spezies die fettesten Neugeborenen, und zwar aufgrund seines extrem großen Gehirns. Salopp könnte man sagen: Bei dem außergewöhnlich hohen Körperfettanteil von menschlichen Neugeborenen handelt es sich in erster Linie um gespeicherte Gehirnenergie, denn menschliche Säuglingshirne verbrennen vor allem Fett (Ketonkörper).

Sollten Sie selbst übergewichtig sein, dann schauen Sie zum Vergleich einmal auf Ihren eigenen Körperfettanteil. Auch der ist einzigartig in der Natur. Der Mensch hat nicht nur die fettesten Neugeborenen, sondern mittlerweile ganz nebenbei auch die fettesten Erwachsenen. Und zwar, weil es sich bei diesem Fett ebenfalls in erster Linie um gespeicherte Gehirnenergien handelt, die aufgrund ungünstiger Stoffwechselumstände (die noch erläutert werden) nicht mehr abgerufen werden können. Außer vielleicht durch Sport. Aber macht es Sinn, sich den ganzen Tag körperlich zu ertüchtigen, wenn das Körperfett eigentlich hauptsächlich gespeicherte Gehirnenergie ist? Wohl kaum.

Vielleicht kann ich Sie in diesem Zusammenhang bereits ein wenig motivieren: Der weiter oben zitierte Spiegelartikel besitzt die Überschrift „Babyspeck macht schlau“. Sollten Sie selbst über das eine oder andere, in Ihren Augen überflüssige Fettpolster verfügen, dann können Sie dies durchaus als etwas betrachten, das Sie – unter Beachtung der im vorliegenden Buch erläuterten Maßnahmen – in Zukunft noch ein ganzes Stück schlauer machen wird. Und in der Tat dürfte das, was ich vorschlage, zu den wirkungsvollsten vorbeugenden Maßnahmen gegen Altersdemenz gehören.

Deshalb wieder fort von Mose und seinem Schilfbötchen und zurück zum Thema. Bestimmt werden Sie sich nämlich längst schon gefragt haben: Das mag ja alles gut und gut und schön sein, was im vorliegenden Buch zur Energiegewinnung des Gehirns aus Glukose und Ketonkörpern steht, doch wo ist dabei der Bezug zur geistigen Leistungsfähigkeit beziehungsweise umgekehrt zur Demenz?

Hier kommt er: Ernährt man sich im heutigen Sinne normal beziehungsweise „ausgewogen“, wie es so schön heißt (mit reichlich vielen Kohlenhydraten in den Mahlzeiten), dann stellt sich das Gehirn auf eine reine Glukoseversorgung ein: Es verlernt sukzessive die Fähigkeit, Ketonkörper zur Energiegewinnung zu nutzen. Dies war eine der Kernaussagen des obigen Zitats aus dem Stoffwechsellehrbuch von Löffler und Petrides. Alle anderen großen Körperorgane (Muskeln, Leber, Darm, Niere, Herz, etc.)

leben dagegen im Normalfall primär vom Fett. Lediglich bei Spitzenanforderungen (zum Beispiel bei sportlichen Betätigungen) und nach sehr kohlenhydratreichen Mahlzeiten wird verstärkt auf den Kohlenhydratstoffwechsel zurückgegriffen.

Stellen wir uns nun vor, Sie ernähren sich über viele Jahre ganz normal („ausgewogen"), wie es die meisten Menschen in unserer Gesellschaft tun. Wenn Sie bei einer Mahlzeit mehr Kalorien aufnehmen, als Sie aktuell verbrauchen können (was ja der eigentliche Sinn des Essens ist, sonst müssten Sie quasi permanent am Tropf hängen), dann wird die überschüssige Energie in Ihrem Körper mehrheitlich als Fett gespeichert (zum Beispiel über den Insulinmechanismus). Mit anderen Worten: Fast jede zu viel gegessene Kalorie landet schlussendlich in den Körperfettdepots.

Das Problem ist nun allerdings, dass der menschliche Körper – wie erwähnt – aus gespeichertem Fett anteilsmäßig nur sehr wenig Glukose (Kohlenhydrate) herstellen kann. Wer vorwiegend am Schreibtisch sitzt und sich kaum bewegt, der wird schon bald wieder sein energiehungriges Gehirn mit zusätzlicher Energie versorgen müssen. Die überschüssigen Energien der letzten größeren Mahlzeit können dafür jedoch nicht mehr genutzt werden, denn die sind mehrheitlich in den Fettdepots des Körpers gelandet und daraus kann – wie gesagt – kaum Glukose hergestellt werden. Folglich wird sich schon bald wieder ein Hunger auf Kohlenhydrate einstellen, und zwar zur energetischen Versorgung Ihres Gehirns. Essen Sie bei dieser Mahlzeit erneut mehr, als Sie aktuell verbrauchen können, landen auch diese überschüssigen Energien im Fettspeicher, wo sie für das Gehirn nicht länger nutzbar sind.

Es lässt sich auf diese Weise übrigens auch recht gut verdeutlichen, warum Kalorien – unabhängig von den Energieträgern Kohlenhydrate, Fette, Proteine – im menschlichen Organismus nicht alle gleich und austauschbar sind, wie es von der Medizin gerne behauptet wird. Nehmen wir einmal an, Sie haben einen konstanten Tagesbedarf von 2.400 Kcal, das heißt, von 100 Kcal pro Stunde. Einfachheitshalber möchte ich die essenziellen Amino- und Fettsäuren für die weiteren Überlegungen einmal außen vorlassen. Stellen wir uns nun vor, Sie würden die 2.400 Kcal ausschließlich als Zucker zu sich nehmen, und zwar in drei Mahlzeiten zu 800 Kcal, die Sie in jeweils drei Stunden vollständig verstoffwechselt hätten. Konkret bedeutete das, dass Ihr Körper insgesamt 9 Stunden lang jeweils 100 Kcal direkt aus der Nahrung bezieht. Zusammen ergäbe dies 900 Kcal direkt verwertbare Nahrungskalorien. Alle anderen Kalorien müssten zunächst gespeichert werden, und zwar als Fett (ich lasse die kleinen Glykogenspeicher aus Einfachheitsgründen weg). Im Ergebnis wären also von den insgesamt 2.400 Kcal immerhin 1.500 Kcal in den Fettdepots gelandet. Nun wissen wir aber, dass Ihr Gehirn und die Erythrozyten (rote Blutkörperchen) ausschließlich Glukose zur Energiegewinnung nutzen können, und dass sie von diesem Energiestoff insgesamt ca. 150 g pro Tag benötigen, das heißt, ca. 6,25 g pro Stunde. Für die verbliebenen 15 Stunden ohne direkte Nahrungszufuhr ergäbe sich daraus ein Mindestglukosebedarf von ca. 95 g, der nicht über die Nahrung gedeckt werden kann. Da aus den Fetten der Fettdepots kaum Glukose hergestellt werden kann, müsste der Körper zu anderen Mitteln greifen: Im ersten Schritt würde er die vorhandenen (schwächlichen) Glykogenspeicher in der Leber leeren, im zweiten die bereits erwähnte Glukoneogenese (gleichfalls hauptsächlich in der Leber) ankurbeln, um unter der kräftigen Mitwirkung von Stresshormonen wie Cortisol Körpereiweiße (Muskeln, Bindegewebe etc.) zu verzuckern.

Hierdurch ergeben sich – bezogen auf unser Thema – gleich mehrere ernste Probleme:

- Nahrungskohlenhydrate werden bei der Verdauung zunächst in Glukose aufgespalten und dann direkt an das Blut abgegeben. Das Hormon Insulin sorgt anschließend dafür, dass der Blutzuckerspiegel nicht zu hoch ansteigt, indem es die überschüssige Glukose in die Zellen zur Verarbeitung (Energiegewinnung) oder Fettspeicherung transportiert.
- Da der Organismus für Glukose (beziehungsweise Kohlenhydrate) kaum Speichermöglichkeiten besitzt, hat die schnelle Verwertung der Nahrungskohlenhydrate (mithilfe von Insulin) im Energiestoffwechsel absoluten Vorrang. Konsequenterweise wird die Mobilisierung von Körperfett (Lipolyse) – und damit auch die Produktion von Ketonkörpern – dann weitestgehend deaktiviert. Dies findet seinen Ausdruck in vergleichsweise hohen Insulinspiegeln und in relativ niedrigen Blutspiegeln des Hormonkontrahenten Glukagon.
- Speziell bei hochglykämischen Lebensmitteln (mit vielen leicht resorbierbaren Kohlenhydraten, die für einen raschen und steilen Blutzuckeranstieg und eine entsprechend starke Insulinausschüttung sorgen) kann es dabei zu überschießenden Reaktionen kommen, die postprandial (das heißt, einige Zeit nach der Mahlzeit) einen zu starken Abfall des Blutzuckerspiegels (postprandiale Hypoglykämie; Unterzuckerung) bewirken.

- Da ein solcher Abfall aus Sicht des Organismus und insbesondere des Gehirns prinzipiell existenzbedrohend sein kann, hat die Stabilisierung des Blutzuckerspiegels zunächst allerhöchste Priorität. Die Eigenproduktion von Glukose aus Körperproteinen unter Beteiligung der Stresshormone (die sogenannte Glukoneogenese) muss in der beschriebenen (postprandialen) Situation deshalb selbst dann verstärkt werden, wenn der Fettstoffwechsel alle Organe mit ausreichender Energie versorgen könnte. Dies trägt zu einer beschleunigten alleinigen Ausrichtung des Gehirns an den Kohlenhydratstoffwechsel beziehungsweise den Energieträger Glukose bei.

- Bei einem rein von Glukose lebenden Gehirn dürften die sich in der Leber befindlichen Kohlenhydratspeicher (Glykogenspeicher) für das Gehirn bereits nach wenigen Stunden dem Ende zuneigen. Der Organismus wird allerdings aus Sicherheitsgründen schon einzige Zeit zuvor die Glukoneogenese ankurbeln, um aus Körpersubstanz (Aminosäuren) Glukose für die energetische Versorgung des Gehirns herzustellen. Dieser Vorgang erfolgt unter erheblicher Beteiligung der Stresshormone, insbesondere Cortisol. Anders gesagt: Es kommt dabei zu einer sogenannten Sympathikusaktivierung. Psychisch fühlt sich die betroffene Person dann gestresst, und zwar ohne dass ein äußerer Stressfaktor vorliegen muss (siehe dazu die deutlich detaillierteren Ausführungen im folgenden Kapitel). Gleichzeitig stellt sich bei ihr ein Heißhunger auf kohlenhydratreiche Nahrung ein. Migräneärzte werten den Heißhunger – wie zitiert – irrtümlich gerne als Vorbotensymptom der Migräne. Aufgrund eines „*Energiedefizits*“ im Gehirn hätten „*die betroffenen Patienten Hunger nach Süßem und Hochkalorischem*“. Die bisherigen Ausführungen konnten jedoch zeigen, dass dabei ganz offenkundig Ursachen und Folgen verwechselt werden. Wird dem Heißhunger zur Versorgung des unter Energiemangel leidenden Gehirns (die Glykogenspeicher in der Leber sind nahezu aufgebraucht und in der Leber läuft längst die Glukoneogenese auf Hochtouren, die man bestenfalls als eine Art Notstromversorgung für das Gehirn bezeichnen könnte, da dabei die eigene Körpersubstanz verzuckert wird) nachgegeben, werden sich vermutlich primär hochglykämische Speisen einverleibt. Die während der Heißhungerattacke zu viel aufgenommenen Kohlenhydrate werden per Insulin anschließend wieder umgehend den Fettzellen zugeführt.

- Man erkennt unmittelbar, dass man auf diese Weise leicht dicker und dicker werden kann. Gary Taubes rechnet in seinem Buch “Why We

Get Fat. And What to Do About It“ (siehe Literatur) vor, dass bereits ein durchschnittlicher täglicher Fettspeicherüberschuss von 20 Kilokalorien (Kcal) ausreicht, um eine Person über die Jahrzehnte adipös (dick) werden zu lassen. Man muss also täglich nur ganz wenig zu viel für sein Gehirn essen, um auf Dauer schwer übergewichtig zu werden.

- Bei dauerhaft bestehendem Übergewicht bildet sich häufig eine Insulinresistenz aus, die im Allgemeinen die Vorstufe eines Typ-2-Diabetes ist. Aufgrund des Überangebots an Energie sind die Zellen dabei weniger gut in der Lage, Glukose effizient zu verwerten. Damit der Blutzuckerspiegel in der Folge nicht zu sehr ansteigt, schüttet die Bauchspeicheldrüse vermehrt Insulin aus, wodurch es zu einer weiteren Herabregulation der Insulinrezeptoren an den Zellen kommt, das heißt, die Insulinresistenz nimmt weiter zu. Die hohen Insulinspiegel sorgen gleichzeitig für eine geringere Mobilisierung des Körperfetts (Lipolyse), sodass der/die Übergewichtige weiter an Gewicht zunimmt.

Die bisherigen Ausführungen zeigten, dass das Gehirn bei der heute üblichen kohlenhydratreichen („ausgewogenen“) Ernährungsweise gewissermaßen vom Fettstoffwechsel abgetrennt ist. Als einziger von ihm verwertbarer Energieträger des Körpers bleibt dann die Glukose (ein Kohlenhydrat). Der Kohlenhydratstoffwechsel ist aber als Alleinversorger des Gehirns nur bedingt geeignet, denn:

- Der Blut-Glukose-Spiegel kann unmittelbar und gravierend über die Nahrung beeinflusst werden. Das Gehirn erwartet hingegen einen möglichst konstanten Energiestrom, da es einen recht konstanten Energiebedarf hat.
- Glukose lässt sich im Körper nur in sehr geringen Mengen in einer Form speichern, aus welcher wieder Glukose abgerufen werden kann (Glykogen).
- Überschüssige Glukose wird im Körper vorwiegend als Fett gespeichert. Fett kann im Körper aber nur in geringen Mengen (Glycerin-Anteil an den Triglyceriden) wieder in Glukose zurückgeführt werden.
- Glukose hat im Vergleich zu Fett weniger Kalorien und ist folglich der schwächere Energieträger.
- In Glukose-Mangelsituationen kann der Körper mittels der Glukoneogenese und mithilfe von Stresshormonen wie Cortisol (Sympathikusaktivierung) aus Proteinen Glukose generieren. Da das Gehirn einen ho-

hen Energiebedarf hat, kann dies zu inadäquaten Substanzverlusten (Muskel- und Gewebeverzuckerungen) und chronisch hohen Stressbelastungen führen.

In der Folge kann es – insbesondere bei anfordernden, stressreichen Tätigkeiten – leicht zu Instabilitäten in der energetischen Versorgung des Gehirns (Überzuckerung – Hyperglykämie; Unterzuckerung – Hypoglykämie; Sympathikusaktivierung; Blutdruckschwankungen etc.) kommen, die das Gehirn auf lange Sicht schwer schädigen können, wie im Kapitel *Risikofaktoren für Demenz* auf Seite 41 noch näher dargelegt wird.

Da der Organismus die eigenen Möglichkeiten zur Stabilisierung der energetischen Versorgung des Gehirns automatisch selbst ausschöpfen wird, bedeuten konkrete energetische Instabilitäten praktisch immer: Der Mensch muss manuell gegensteuern, zum Beispiel, indem er eine Mahlzeit einnimmt.

Diese Mahlzeit dürfte in aller Regel kohlenhydratreich sein, da hierdurch ein rascher Anstieg des Blut-Glukose-Spiegels beziehungsweise eine baldige Entlastung der Glukoneogenese bewirkt werden kann, mit allen für das Gehirn damit verbundenen negativen Folgen (Blutzuckerschwankungen, Gefäßbelastungen, hohe Insulinausschüttungen etc.). Wird durch die Mahlzeit mehr Energie aufgenommen als aktuell benötigt wird, wird die überschüssige Energie in wesentlichen Teilen als Körperfett abgespeichert. Dies dürfte erst recht dann der Fall sein, wenn die Mahlzeit gleichzeitig reich an Fett ist, weil diese Form der Energie bei bewegungsarmer Tätigkeit (zum Beispiel Büroarbeitsplatz) nur in geringeren Mengen verbraucht wird. Das Gehirn ist lediglich an der Glukose interessiert, und folglich wandert das überschüssige Nahrungsfett in die Fettspeicher des Körpers.

Im vorliegenden Buch wird deshalb die These vertreten, dass der Hauptgrund, warum es bei vielen Menschen im Alter zu Demenz kommt, der fehlende Anschluss des Gehirns an den Fettstoffwechsel (beziehungsweise dessen einseitige Ausrichtung auf den Energieträger Glukose) ist, der sich unter den heute üblichen Ernährungsweisen bei den meisten Menschen ganz von selbst einstellen wird. Diesen gilt es durch geeignete Maßnahmen zu überwinden. Ziel einer sinnvollen Vorbeugung gegen Demenz (sowie gegen zahlreiche andere Zivilisationserkrankungen wie Übergewicht, Diabetes, Migräne, Epilepsie etc.) muss deshalb zunächst die Aufhebung der einseitigen Glukoseabhängigkeit des Gehirns beziehungsweise die Wiederherstellung von dessen natürlicher Ketolysefähigkeit sein.

Die These wird durch zahlreiche medizinische Befunde gestützt. So konnte eine Untersuchung zeigen, dass eine ketogene Diät bei Mäusen (deren im Vergleich zum Körpergewicht recht großes Gehirn gleichfalls Ketonkörper verarbeiten kann – es sind halt schlaue Mäuse ...) im Gehirn bereits vorhandene Beta-Amyloid-Ablagerungen – wie sie bei Alzheimer reichlich vorzufinden sind – wieder reduzieren kann (siehe Auwera et al. in der Literatur). Auch werden Ketone längst als therapeutisches Mittel zur Behandlung der Alzheimer-Erkrankung diskutiert (siehe Henderson in der Literatur).

Und schließlich versprechen sich einige naturheilkundlich orientierte Ärzte eine gute Wirksamkeit von Kokosöl bei Demenzerkrankungen, dessen überwiegend mittelkettige Fettsäuren (MCT) vom Organismus besonders rasch verarbeitet und in der Leber zu einem weitaus höheren Anteil als bei den üblichen langkettigen Fettsäuren (wie etwa der weitverbreiteten Palmitinsäure) in Ketonkörper umgewandelt werden (siehe die Bücher von Fife und Newport in der Literatur).

Die Argumentation dabei ist in etwa wie folgt: Normale langkettige Fettsäuren werden über das Lymphsystem (via linken Venenwinkel) an das Blut abgegeben und direkt zu den Fettzellen transportiert. Ketonkörper können aus ihnen nur bei einer späteren Mobilisierung der Fettdepots (Lipolyse) generiert werden. MCT-Nahrungsfette werden dagegen sofort zur Leber transportiert, wo aus ihnen zum Teil direkt Ketonkörper produziert werden können.

Wie bereits dargestellt wurde, ist die Lipolyse während der Verdauung kohlenhydratreicher Mahlzeiten weitestgehend deaktiviert. Bei ständiger Zufuhr von Kohlenhydraten wird die Leber dann kaum noch Ketonkörper produzieren. Aus MCT-Fetten könnte die Leber jedoch selbst bei fehlender Aktivierung der Lipolyse Ketonkörper herstellen. Anders gesagt: Ein nennenswerter Teil der Fette des Kokosöls könnte sogar in Verbindung mit Kohlenhydraten, bei deren Verdauung die Lipolyse und damit die Ketonkörperproduktion normalerweise deaktiviert ist, direkt zur Leber verschifft und dort in Ketonkörper umgewandelt werden.

Zu bedenken bleibt allerdings weiterhin, dass die eigentlich ursächliche mangelhafte Ketolysefähigkeit des Gehirns primär durch einen fortwährenden Kohlenhydratüberfluss in der Nahrung bewirkt wird. Darauf ist das Hauptaugenmerk zu legen. MCT-Fette (beziehungsweise Kokosöle) können bei der Behandlung der unzureichenden Ketolysefähigkeit jedoch durchaus eine unterstützende Rolle spielen.

Die Reaktivierung der zerebralen Ketolysefähigkeit dürfte fast automatisch für eine ausgeglichenere Energiebilanz innerhalb des Organismus sorgen, da sie alle Organe am mächtigen und robusten Fettstoffwechsel teilhaben lässt.

Ein positiver Nebeneffekt dieser Maßnahme wird in aller Regel die Reduzierung der Glukoneogenese und damit die Schonung von Körpereiweiß sein, weswegen ketogene Diäten auch im Bodybuilding unter dem Namen „Anabole Diät“ Anwendung finden. Können sich alle Körperorgane in Energiemangelsituationen beim Fettspeicher bedienen, besteht nur noch ein deutlich verringerter Bedarf, sich Glukose bei der „Substanz“ via Glukoneogenese zu borgen.

Beginnt man nämlich aus einer üblichen Ernährung heraus eine Fastenkur, dann haben Gehirn, sonstiges Nervensystem und Erythrozyten in den ersten Tagen nach Beginn des Nahrungsverzichts weiterhin einen Bedarf von beispielsweise ca. 160 g Glukose (immerhin ca. 640 Kcal) pro Tag. Nach Leerung der Glykogenspeicher müssen diese 160 g im Wesentlichen durch die Glukoneogenese produziert werden, womit deren Kapazitätsgrenze von 180 – 200 g pro Tag schon fast erreicht ist. Gemäß den im letzten Kapitel genannten Zahlen entsprechen die 160 g Glukose fast 1,5 kg Muskulatur oder Bindegewebe, die täglich für die Energiegewinnung geopfert werden müssen.

Liegt eine Situation vor, in der der Nahrungsverzicht aus reiner Not geschieht – zum Beispiel während der Flucht eines Soldaten aus einem Gefangenenlager, der dabei tagelang von gegnerischen Kräften verfolgt wird – dann ist leicht vorstellbar, dass der Glukosebedarf noch deutlich höhere Werte annehmen kann. Die dann benötigte Glukose kann aber gegebenenfalls nicht mehr in vollem Umfang produziert werden, da der Körper bereits damit beschäftigt ist, die Muskeln abzubauen, um das Gehirn optimal zu versorgen, denn eine erhöhte Aufmerksamkeit ist in Gefahrensituationen ebenfalls zwingend erforderlich. Die Kombination aus der suboptimalen Glukosebereitstellung für plötzliche Extremanforderungen und dem erheblichen Substanzverlust zugunsten der Glukoneogenese zwecks Bereitstellung von Energie für das Gehirn zeigt in aller Deutlichkeit, dass es menschliche Großhirne, die nicht unverzögert ketolysefähig sind, nur in zivilisierten Umgebungen geben kann.

Man sollte in diesem Zusammenhang übrigens Ketolysefähigkeit nicht mit Ketose verwechseln. Ketose (wie sie beispielsweise zu Beginn der Atkins-Diät oder dauerhaft im Rahmen der ketogenen Diät angestrebt wird) ist ein

Zustand erhöhter Blut-Ketonkörper-Spiegel, während die Ketolysefähigkeit eines Organs nur dessen Bereitschaft beschreibt, angebotene Ketonkörper im Bedarfsfall unverzüglich zu verarbeiten. Unsere Vorfahren haben es vermutlich häufig mit unterschiedlichen Nahrungssituationen zu tun gehabt: Mal gab es tagelang gar nichts, mal nur fettes Fleisch und dann wieder jede Menge Beeren. Wichtig war nicht, dass sich der Organismus pausenlos in einem Zustand der Ketose befand, sondern dass er jederzeit und ohne jeglichen Leistungsverlust dorthin gelangen konnte.

Zum Abschluss des Kapitels möchte ich noch auf einige Punkte eingehen, zu denen Sie möglicherweise selbst schon Fragen hatten.

Ein Grund, warum die Medizin allgemein von einer ausschließlichen Glukosenutzung des Gehirns ausgeht, ist – ich erwähnte es eingangs –, dass das Gehirn, anders als alle anderen Körperorgane wie Herz, Leber, Niere, Darm, Muskeln etc., aus freien Fettsäuren keine Energie gewinnen kann, da die Fettsäuren nicht die Blut-Hirn-Schranke überwinden können. Der andere – viel gewichtigere – Grund ist: Mit einer solchen Annahme lässt sich in der Medizinindustrie sehr viel Geld verdienen.

Das führt zu der Frage, wie denn überhaupt die Verarbeitung von Nahrungsfetten im Organismus erfolgt. Bei den Kohlenhydraten ist dies – aufgrund der Prominenz der Diabetes-Erkrankung – mittlerweile schon fast jedem Kind geläufig: Verzehrt man mehr Kohlenhydrate, als der Organismus als Glukose aktuell verarbeiten beziehungsweise speichern kann, wird die überschüssige Glukose mithilfe des Hormons Insulin in die Fettzellen geschleust und dort als Fett (genauer als Triglyceride) gespeichert. Wie ich bereits erwähnte, kann die als Fett gespeicherte Glukose später (fast) nur noch als Fett verbrannt werden, da der Organismus Fett (fast) nicht mehr in Glukose zurückverwandeln kann. Lebt das Gehirn ausschließlich von Glukose, kann es die überschüssigen – und daraufhin in Fett umgewandelten – Nahrungskohlenhydrate nicht mehr verwenden.

Überschüssiges Nahrungsfett wird hingegen völlig anders verarbeitet. Die Fette werden nach ihrer Aufnahme in den Darmzellen zunächst nicht an das Blut, sondern an das Lymphsystem abgegeben (für mittelkettige Fettsäuren – sogenannte MCTs – sieht dies allerdings etwas anders aus: Sie werden über die Leberpfortader ans Blut abgegeben). Über den linken Venenwinkel gelangen die Fette schließlich ins Blut und werden – an der Leber vorbei – direkt zu den Fettzellen transportiert. Anders als Kohlenhydrate (insbesondere Zucker) können überschüssige Nahrungsfette deshalb keine sprunghaften Veränderungen in der energetischen Situation des

Organismus bewirken. Insbesondere können sie keine Schäden im Gehirn verursachen, da sie die Blut-Hirn-Schranke nicht überwinden können.

Das Gehirn kann also – anders als die restlichen großen Energie verbrauchenden Organe des Körpers – Fett nur in Form von Ketonkörpern, nicht jedoch als sogenannte freie Fettsäuren verbrennen. Fette erreichen das Gehirn nur, wenn sie zuvor von der Leber in einem Prozess, der sich Ketolyse nennt, aus Fettsäuren in Ketonkörper umgewandelt wurden.

Eine andere Frage ist: Angenommen Sie stellen von heute auf morgen jegliche Zufuhr an Kohlenhydraten oder gar Nahrung ein: Ab wann beginnt Ihr Gehirn dann wieder Ketonkörper für die Energiegewinnung zu nutzen?

Die Antwort lautet: Dies hängt von Ihrer vorherigen Ernährungsweise ab. Ernähren Sie sich so, wie es in den westlichen Industrienationen allgemein üblich ist (nämlich kohlenhydratreich), dann ist mit einer Übergangszeit von 2 bis 5 Tagen zu rechnen – was üblicherweise zu viel für ein stressreiches Berufsleben ist. Im Allgemeinen kann man sagen, dass das Gehirn am Ende des zweiten Tages bereits 60% seiner Energie aus Ketonkörpern bezieht, am Ende des fünften Tages dürften es sogar bis zu 80% sein (siehe Lochs in der Literatur).

Hat man einen solchen Zustand jedoch erst einmal erreicht, dann ist das Gehirn selbst nach mehreren Tagen vorwiegend sehr kohlenhydratreicher Nahrung weiterhin sofort in der Lage, die von der Leber angebotenen Ketonkörper zu verarbeiten, es tut dies dann sogar bevorzugt vor der Glukose.

Im Grunde ist es wie beim Sport: Wenn Sie so trainiert sind, dass Sie problemlos 10 km am Stück laufen können, dann verlieren Sie Ihre Lauffähigkeiten nicht bereits dann, wenn Sie lediglich mal eine Woche auf Ihr Training verzichten. Erst wenn Sie wochen- oder monatelang „faul“ bleiben, geht Ihre Fitness wieder entscheidend zurück. Die später noch empfohlenen Maßnahmen zur Vermeidung von Demenz und zur Steigerung der Gehirnleistung werden von diesem Umstand reichlich Gebrauch machen.

4 Vom Segen der Unregelmäßigkeit

Stellen Sie sich vor, Sie sind Rambo, haben gerade ein halbes Dutzend Kriegsgefangene aus einem gegnerischen Lager befreit und treiben die geschwächten und gefolterten Soldaten nun durch die Wildnis zu einem entfernt liegenden vereinbarten Treffpunkt voran, hinter Ihnen schwer bewaffnete feindliche Soldaten, die nur eins im Sinn haben, nämlich Ihnen an die Gurgel zu gehen.

Plötzlich klingelt in Ihrer Jackentasche ein kleiner, von Ihrem Arzt zur Verfügung gestellter Timer, der Sie daran erinnern soll: Es sind zwei Stunden seit Ihrer letzten Nahrungsaufnahme vergangen. Damit Sie nicht wieder einen Ihrer schrecklichen Migräne- oder Epilepsieanfälle bekommen, wird es jetzt dringend Zeit, innezuhalten und zum Beispiel einen Marsriegel oder eine Lila Pause zu verzehren.

Vielleicht können Sie sich aber auch schon bald nicht mehr angemessen konzentrieren, sodass Sie gefährliche Stellen im Gelände übersehen oder gar die Orientierung verlieren. Oder Sie müssen vor lauter Erschöpfung ständig Pausen einlegen.

Was läuft da bei Ihnen schief? Warum haben Sie so etwas nötig, während der Original-Rambo offenkundig stundenlang unter schwersten Strapazen, bei großer Hitze und in Lebensgefahr weiter rennen konnte? Warum hört man immer wieder von Menschen, die trotz fehlender Nahrung unter extremsten Witterungsbedingungen tage- bis wochenlang sehr große körperliche Leistungen vollbracht haben? Was unterscheidet diese Menschen von Ihnen? Genetische Faktoren? Dass Sie ein Weichei sind und solche Menschen eben nicht?

Seitdem der Mensch die Natur bezwungen hat, besteht beim täglichen Weg ins Büro keine Gefahr mehr, von einem Löwen angegriffen zu werden oder über einen längeren Zeitraum ohne Nahrung zu bleiben. Nahrung findet man überall, notfalls sogar um 03:00 Uhr in der Frühe an der nächsten Tankstelle.

Solche Verhältnisse mögen zwar angenehm sein, doch dafür wurde der Stoffwechsel des Menschen nicht entwickelt, oder wie man heute eher sagen würde: Er wurde dafür von der Evolution nicht ausreichend getestet.

Der Stoffwechsel des Menschen soll ein Überleben unter widrigsten natürlichen Bedingungen – selbst wenn einmal tage- bis wochenlang keine Nahrung gefunden werden kann – ermöglichen. Dafür besitzt er entsprechende Speichermechanismen, im Wesentlichen in Form von Körperfett.

Das Problem dabei ist: Von diesen Einrichtungen macht heutzutage kaum noch jemand Gebrauch. Das moderne Verständnis des Menschen und der Medizin ist eher, dass wir keine innere Energiebatterie benötigen, da wir stattdessen gewissermaßen permanent an der Steckdose hängen können: Wenn es einmal drei Stunden lang keine Nahrung gibt, dann wird es fast schon als selbstverständlich angesehen, dass Kinder nervös und aggressiv werden oder regelrecht in sich zusammenfallen und Migräne oder einen epileptischen Anfall bekommen. Denn glücklicherweise gibt es mittlerweile überall „Steckdosen", die die verbrauchten Energien sofort wieder zurückbringen können, sei es der Supermarkt an der Ecke oder der Automat in der U-Bahn-Haltestelle.

Heute gilt es zwar als modern, sportlich und fit zu sein, und deshalb widmen viele Menschen auch einen Großteil ihrer Freizeit sportlichen Betätigungen, bei denen sie das isotonische Sportgetränk mit den leicht resorbierbaren Kohlenhydraten stets in greifbarer Nähe haben. Dass zur Fitness jedoch auch die Fähigkeit gehört, einmal längere Zeit ganz ohne Nahrung und speziell ohne Zucker zu bleiben, wird meist nicht gesehen und folglich auch nicht trainiert.

Wie bereits erwähnt wurde, nimmt man in der Medizin und den Ernährungswissenschaften mehrheitlich an, dass es sich bei der heute üblichen kohlenhydratreichen („ausgewogenen") Ernährungsweise um die natürliche und artgerechte Ernährung des Menschen handelt. Aus Sicht des Gehirns ist sie das aber auf gar keinen Fall, denn bei langjähriger Anwendung trennt sie das Gehirn vom Fettstoffwechsel ab und zwingt es stattdessen in den eher schwächlichen Kohlenhydratstoffwechsel, der kaum körperliche Energiereserven besitzt. Dies soll anhand eines Beispiels aus der Technik verdeutlicht werden.

Ganz ähnlich wie bei einem Mobiltelefon verfügt der Mensch über zwei unterschiedliche Stoffwechselarten:

- Batteriebetrieb
- Netzbetrieb

wobei der Kohlenhydratstoffwechsel im übertragenen Sinne dem Netzbetrieb entspricht. Wenn Sie einmal im Krankenhaus an einem Tropf gehangen haben, wissen Sie, wie realistisch die Vorstellung ist.

Kohlenhydrate haben den großen Vorteil, dass sie unmittelbar Energie liefern, umgekehrt aber auch die enormen Nachteile, dass

- der Körper für sie in Reinform (als Glukose beziehungsweise als Glykogen) nur sehr begrenzte Speichermöglichkeiten besitzt und
- sie kaum gepuffert direkt im Körper zur Wirkung kommen.

Speziell der letzte Punkt ist von großer Bedeutung. Denn Batterien haben ja nicht nur die Aufgabe, Energien für eine spätere netzfreie Nutzung vorzuhalten, sondern zusätzlich auch Spannungsspitzen auszugleichen. Nahrungskohlenhydrate drängen jedoch sofort ins Blut und beeinflussen hierdurch den Blutzuckerspiegel unmittelbar. Diabetiker wissen, dass sie dies oftmals schneller und verlässlicher erledigen als alle inneren Regelungsmechanismen des Organismus. Aus diesem Grund tragen sie meist sicherheitshalber einige Stücke Traubenzucker bei sich.

Wenn Sie eine Mahlzeit mit vielen leicht resorbierbaren Kohlenhydraten zu sich nehmen, würde der Blutzuckerspiegel – ohne Gegensteuerung des Organismus – möglicherweise viel zu schnell ansteigen. Im Extremfall könnte es dann zu einer Schädigung des empfindlichen Gehirns kommen. Aus diesem Grund greifen in einem solchen Fall die automatischen Regelungsmechanismen des Körpers ein, und senken den Blutzuckerspiegel – mittels Insulin – wieder auf ein vernünftiges Maß. Kommt die Energie hingegen aus der Batterie (den Energiespeichern des Körpers) – statt aus der Nahrung (Netz) –, dann ist so etwas nicht mehr erforderlich, da die Batterie den Energiestrom von vornherein in der angeforderten Stärke bereitstellen kann. Energieversorgungseinheiten für komplexe Systeme mit relativ hohen Anforderungen an eine gleichmäßige Energiebereitstellung (Beispiel: UPS-Systeme in Rechnernetzen) puffern deshalb externe Spannungsschwankungen praktisch immer mittels zwischengeschalteten Batterien ab.

Kohlenhydrate werden im Körper größtenteils als Glykogen gespeichert, und zwar einerseits 60 – 90 g in der Leber für die Versorgung des Gehirns und andererseits 100 – 400 g in den Muskeln. Auf das Glykogen der Muskelspeicher hat das Gehirn keinen Zugriff.

Insgesamt kann der Körper also maximal 2.000 Kcal in Form von Kohlenhydraten speichern, bei den meisten Menschen sind es sogar deutlich weniger. Im Vergleich dazu halten die Fettdepots beim gesunden Menschen üblicherweise 100.000 und mehr Kcal an Energie vor.

Wird das Gehirn ausschließlich mit dem Energieträger Glukose versorgt (was unter der heute üblichen Ernährung der Normalfall ist), hat es einen relativ konstanten Energiebedarf von ca. 6 g Glukose pro Stunde. Demnach kann der Leberglykogenspeicher das Gehirn für maximal 12 Stunden mit Energie versorgen. Zu beachten ist dabei, dass das Gehirn keinen eigenen Energiemetabolismus besitzt und nur über sehr geringe Glykogenvorräte verfügt. Es erwartet gewissermaßen, dass ihm die erforderliche Energie (in Ruhe immerhin ca. 20% des gesamten Energiebedarfs eines Erwachsenen – siehe Lochs in der Literatur) über den Blutstrom konstant und in der erforderlichen Stärke zur Verfügung gestellt wird.

Bei der Einhaltung einer strikt ketogenen Ernährung beziehungsweise im Hungerstoffwechsel kann der Glukosebedarf des Gehirns bis auf 1 – 2 g pro Stunde sinken. Das setzt allerdings voraus, dass das Gehirn bereits in der Lage ist, 60 – 80 % der von ihm benötigten Energie aus Ketonkörpern zu beziehen. Anders gesagt: Das Gehirn muss vollständig ketolysefähig sein.

Die Zahlen machen unmittelbar deutlich, dass Glukose im Körper lediglich eine Form der inneren Energieversorgung ist, vergleichbar etwa mit der inneren 6 V Betriebsspannung eines Rundfunkempfängers, die zuvor von einem 220-V-Netzteil herunter transformiert wurde. Die unmittelbare Beeinflussbarkeit einer solchen inneren Energieversorgung durch kohlenhydratreiche Mahlzeiten von außen demonstriert zugleich aber auch, dass Mahlzeiten mit hohen Konzentrationen an leicht resorbierbaren Kohlenhydraten für den inneren Energiestoffwechsel nicht optimal sein können, zumal sie die inneren Steuerungsmechanismen überfordern könnten. Dies gilt umso mehr, wenn Stoffwechselstörungen wie Diabetes, Insulinresistenz oder Kohlenhydratintoleranz vorliegen.

Alles, was in einer Mahlzeit an Kohlenhydraten zu viel aufgenommen wird und weder unmittelbar von den Zellen verbraucht noch in die Glykogenspeicher eingespeist werden kann, wird im Körper als Fett gespeichert. Die Energiereserve Fett (und das ist die Krux) kann jedoch nur von den Organen als Batterie genutzt werden, die grundsätzlich Fett zur Energiegewinnung verarbeiten können und nicht ausschließlich von Glukose leben, wie das unter den heutigen Ernährungsbedingungen beim Gehirn der Fall ist.

Letzteres wird dann nämlich in der Regel ausschließlich vom Kohlenhydratstoffwechsel versorgt. Anders gesagt: Es ist gewissermaßen permanent an der „Steckdose“ angeschlossen.

Für das Gehirn werden die Fettdepots erst angegangen, wenn sich der Leberglykogenspeicher dem Ende zuneigt, und selbst dann wird zunächst priorisiert die Glukoneogenese (das heißt, die Erzeugung von Blutzucker mittels Verzuckerung von Körpersubstanz) angeschaltet. Untersuchungen zeigen, dass ein normal trainiertes Gehirn eines „Normalessers“ frühestens nach 24 Stunden damit beginnt, in nennenswerten Mengen die aus Fett hergestellten Ketonkörper für die eigene Energieversorgung zu verwerten, erst nach 48 Stunden kann die Ketonkörper-Nutzung als einigermaßen zufriedenstellend bezeichnet werden, und erst nach 120 Stunden ist sie wirklich gut. Da die Glykogenvorräte der Leber jedoch bereits nach 12 Stunden aufgebraucht sind und der Körper sie darüber hinaus ungern bis ans Limit ausschöpft, hat dies zwangsläufig zur Folge, dass zunächst immer die Glukoneogenese und die Ausschüttung von Cortisol – beziehungsweise die damit verbundene Sympathikusaktivierung – Vorrang haben.

Der Vorgang wird von den meisten Menschen als äußerst unangenehm empfunden, da er unter Beteiligung der Stresshormone Cortisol und auch Adrenalin (Sympathikusaktivierung) erfolgt. Stress zu erleben bedeutet nichts anderes, als dass es im Inneren des Körpers zu einer verstärkten Ausschüttung von Stresshormonen kommt.

Typische Symptome in solchen Phasen können unter anderem sein:

- Starkes Gähnen
- Schwächegefühl
- Müdigkeit
- Kopfschmerzen
- Heißhunger, insbesondere auf Kohlenhydrate
- Zittern
- Herzklopfen
- Blutdruckschwankungen
- Kalter Schweiß

- Nasenverstopfung
- Albträume (während des Schlafs)
- Unruhe
- depressive Verstimmungen, aber auch Aggressivität
- sexuelle Unlust
- Konzentrationsschwierigkeiten
- Sprachstörungen
- Sehstörungen
- Krämpfe
- Bewusstseinsstörungen, bis hin zur Bewusstlosigkeit
- Migräne, epileptische Anfälle

Es bilden sich also Symptome aus, die auch von anderen Suchterkrankungen (Alkohol, Tabak, Heroin etc.) als „Entzugssymptome“ bekannt sind, und die maßgeblich etwas mit der verstärkten Ausschüttung von Stresshormonen in „Mangelsituationen“ zu tun haben. Und in der Tat befindet sich das Gehirn längst in einer gefährlichen Energiemangelsituation, denn einerseits ist es von Glukose als dem einzigen nutzbaren Energieträger abhängig, andererseits signalisieren ihm die inneren körperlichen Überwachungsmechanismen, dass sich die Glukosevorräte in der Leber dem Ende zuneigen.

Als normale Gegenreaktionen stehen in dieser Situation zwei Maßnahmen zur Verfügung:

- Als körperliche Maßnahme: Glukoneogenese zwecks Verzuckerung von Körpersubstanz zur energetischen Versorgung des Gehirns mit Glukose. Dabei isst sich der Körper gewissermaßen selbst auf.
- Als individuelle manuelle Maßnahme: Essen/Trinken, insbesondere von kohlenhydratreichen Speisen und Getränken, die für eine schnelle Glukosebereitstellung sorgen.

Dies erklärt vielleicht, warum Diätwillige manchmal mitten in der Nacht aufstehen, um sich trotz aller Vorsätze und Schwüre über den Inhalt des Kühlschranks herzumachen, obwohl sie zugleich Unmengen gespeicherte

Energie in ihrem Körper tragen. Ihr Verhalten ähnelt in vielen Punkten dem anderer Suchterkrankten (zum Beispiel dem von Rauchern).

Ist in der Situation, in der man sich gerade befindet, Essbares nicht leicht greifbar, bleibt im Wesentlichen nur noch die Glukoneogenese als rettende Maßnahme. Sie geht – wie beschrieben – mit einem Ausschütten von Stresshormonen (beziehungsweise einer Sympathikusaktivierung) einher. Die Auswirkungen auf das eigene Befinden können – wie dargelegt – dramatisch sein.

Viele moderne Menschen nehmen heute täglich Unmengen an leicht resorbierbaren Kohlenhydraten – zum Teil in Form von Softdrinks – und Stärkeprodukten zu sich. Sie befinden sich hierdurch gewissermaßen permanent im „Netzbetrieb", wobei ihr Gehirn praktisch ausschließlich von Glukose lebt.

Längere Nahrungspausen sind für sie kaum mehr verkraftbar. Schon nach wenigen Stunden ohne Nahrungszufuhr geraten sie unweigerlich in eine Krise: Sie werden nervös, müde, unkonzentriert, aggressiv, unruhig usw. und zeigen eine Vielzahl der weiter oben aufgeführten Symptome. Ein inneres Umstellen des Gehirnstoffwechsels auf den Energieträger Fett, der in reichlichen Mengen in ihrem Körper vorhanden ist, unterbleibt jedoch. Stattdessen wird schnell ein weiterer Snack oder ein Softdrink zu sich genommen.

Migräne-Ärzte geben ihren Patienten oft den Rat: „Führen Sie ein regelmäßiges Leben, lassen Sie keine Mahlzeiten aus, schlafen Sie regelmäßig, nicht zu lang und nicht zu kurz. Essen Sie eher fünfmal am Tag. Bevorzugen Sie kohlenhydratreiche Speisen, schließlich wandelt das Gehirn ausschließlich Glukose in Energie um. Stehen Sie möglichst immer zur gleichen Zeit auf, auch am Wochenende. Frühstücken Sie selbst sonntags zur gewohnten Zeit. Danach können Sie sich, sofern Sie wollen, wieder ins Bett legen."

Dieser Rat mag zwar als erste Notfallmaßnahme für Schwerstbetroffene durchaus seine Berechtigung besitzen, leider verschleiert er vollständig, dass die Anforderung an die Regelmäßigkeit nicht naturgegeben ist, sondern durch die moderne kohlenhydratreiche Ernährungsweise und die zivilisatorischen Lebensumstände erst hervorgerufen wird. Das anzustrebende Ziel sollte deshalb auf lange Sicht weniger ein regelmäßiges Leben sein, als viel mehr eine Lebensweise, die von den natürlichen Mechanismen und Fähigkeiten des menschlichen Stoffwechsels und des Gehirns

Gebrauch macht. Dazu gehört insbesondere die Fähigkeit des Gehirns, Ketonkörper (das heißt, Fettabbauprodukte) in Energie umzuwandeln. Bei der mit der Migräne eng verwandten Epilepsie (siehe Literatur) gehört dies längst zum etablierten Wissen der Neurologie. Es darf deshalb verwundern, wenn Neurologen auf der einen Seite schwere Epileptiker, bei denen die üblichen Medikamente keine ausreichende Wirkung zeigen, mit kohlenhydratarmen, ketogenen Diäten behandeln, Migränikern auf der anderen Seite jedoch kohlenhydratreiche Ernährungsweisen empfehlen, und zwar ausgerechnet auch noch mit dem Hinweis, dass das Gehirn ohnehin nur Glukose in Energie umwandeln könne. Geradezu grotesk wird die Sache jedoch vor dem Hintergrund, dass die leistungsfähigsten Medikamente zur vorbeugenden Behandlung der Migräne (sogenannte Prophylaktika) zu einem erheblichen Teil Antiepileptika sind.

Im Übrigen ist der Rat zur Regelmäßigkeit auch aus anderen Gründen wenig sinnvoll. Wie wir gesehen haben, handelt es sich bei der einseitigen Ausrichtung des Gehirns auf den Energieträger Glukose gewissermaßen um ein Suchtproblem: Das Gehirn ist süchtig nach Glukose und dominiert mit seiner Gier den restlichen Körper. Anderen Süchtigen (zum Beispiel Zigarettenrauchern) würde man niemals den Rat erteilen, regelmäßig das Suchtmittel zu konsumieren (zum Beispiel sich jede Stunde eine Zigarette anzuzünden), damit sie nicht unter den hässlichen Suchtsymptomen zu leiden haben.

Ziel sollte es deshalb sowohl für Gesunde, Übergewichtige als auch für unter neurologischen Anfallserkrankungen leidenden Patienten (Migräne, Epilepsie etc.) sein, den Körper wieder lernen zu lassen, wie er sich über einen längeren Zeitraum und notfalls ohne weitere Nahrungsaufnahme mit den in seiner inneren Batterie gespeicherten Energien selbst versorgen kann. Grundvoraussetzung dafür ist allerdings, dass das Gehirn aus der Netzsteckdose gezogen und von seiner ausschließlichen Glukoseabhängigkeit befreit wird.

Wir Menschen wurden nicht für Regelmäßigkeiten, sondern für Unregelmäßigkeiten gebaut. Unter zu regelmäßigen Bedingungen, das heißt, bei zu geringen äußeren Anforderungen, verkümmern viele unserer Funktionen und Fähigkeiten. Das ist selbst bei den inneren Steuerungsmechanismen der Fall.

Wenn Sie sich beispielsweise nie schnell und dauerhaft bewegen, werden Sie die dafür erforderlichen körperlichen Fähigkeiten sukzessive verlieren. Eventuell werden Sie dann für andere gar als schwerfällig und unfit gelten.

Sollten sich darunter auch potenzielle Sexualpartner befinden, könnte Sie das in ganz besonderem Maße motivieren, Ihre ursprüngliche Fitness durch Joggen und sonstige sportliche Betätigungen wieder herzustellen.

Doch worum handelt es sich beim Lauftraining? Die simple Antwort lautet: um Unregelmäßigkeiten! Denn während des Laufens fordern Sie Ihren Körper auf eine völlig andere Weise, als Sie das sonst tun, und das wiederum umso mehr, je abwechslungsreicher und „unregelmäßiger“ das Lauftraining selbst gestaltet wird. Und genau das bewahrt dem Organismus letztlich seine Fähigkeit, beispielsweise eine Strecke über 5.000 Meter am Stück laufen zu können, und Ihnen ganz nebenbei einen Teil Ihrer Attraktivität.

Das Maßnamenkapitel wird Ihnen zeigen, wie Sie Ihr Ziel, lebenslänglich geistig fit zu bleiben, erreichen können. Dabei wird es vor allem darum gehen, die über Hunderte von Millionen Jahren per Evolution entstandenen körperlichen Mechanismen zur inneren Selbststeuerung wieder zu reaktivieren, die unter halbwegs ursprünglichen Verhältnissen eigenständig für eine ausgeglichene Energiebilanz und die optimale Energiebereitstellung für das Gehirn sorgen können, schließlich ist der Mensch kein altes Grammofon, das regelmäßig per Hand angetrieben und gesteuert werden muss, um einigermaßen in Laufruhe zu bleiben, sondern die „Krone der Schöpfung“.

Mit anderen Worten: Sie werden lernen, die Handsteuerung bei der Energiebilanzierung und energischen Versorgung des Gehirns abzuschalten und Ihren inneren Auto-Piloten anzuschalten, damit Ihr Gehirn endlich wieder den konstanten Energiestrom erhält, den es benötigt, um dauerhaft gesund und leistungsfähig zu bleiben.

5 Risikofaktoren für Demenz

In diesem Kapitel sollen die vorangegangenen Aussagen weiter gestützt und unterfüttert werden. Insbesondere soll belegt werden, dass die im Buch formulierte Kernthese nicht nur auf meinen eigenen Erfahrungen beruht, sondern sich geradezu vorzüglich mit der aktuellen Studienlage zu Demenz-Risikofaktoren in Einklang bringen lässt.

Aus Risikofaktoren lassen sich auf natürliche Weise zugehörige Handlungsempfehlungen respektive Maßnahmen ableiten. Wenn beispielsweise Übergewicht in der Mitte des Lebens ein Risikofaktor für eine spätere frühzeitige Demenz darstellt, dann würde die zugehörige Maßnahme lauten: Vermeiden Sie oder reduzieren Sie zumindest Ihr Übergewicht. Im konkreten Fall könnte das sogar mit den gleichen Methoden erfolgen, wie sie im vorliegenden Buch zur Vermeidung von Demenz vorgeschlagen werden (siehe dazu mein Buch „Wie Übergewicht entsteht … und wie man es wieder los wird“).

Aufgrund der engen Beziehung zwischen Risikofaktoren und Maßnahmen werden im Maßnahmenteil keine ausschließlich auf Risikofaktoren beruhenden Maßnahmen mehr angeführt (es finden sich dort also keine Maßnahmen zur „Übergewichtsreduzierung“ oder „Diabetesvermeidung“ mehr).

5.1 Übergewicht und Diabetes

Unter den Untersuchungen und Studien, die einen Zusammenhang zwischen Diabetes respektive Übergewicht und einer späteren Demenzerkrankung ausgemacht haben wollen, möchte ich die relativ neue Arbeit des Chefarztes in der Geriatrischen Klinik am Marienkrankenhaus Hamburg, Dr. Daniel Kopf, herausgreifen (siehe Literatur), da sie einerseits einen sehr guten Überblick über die aktuelle Forschungslage bietet, andererseits aber auch auf Schwierigkeiten bei der Interpretation der Daten aufmerksam macht.

Kopf kommt unter anderem zu dem Schluss, dass die bisherigen epidemiologischen Daten auf einen Kausalzusammenhang zwischen Diabetes und Demenz hinweisen: Diabetiker besitzen ein deutlich erhöhtes Demenzrisiko. Interessanterweise werden die Ergebnisse insbesondere dann recht eindeutig und aussagekräftig, wenn den Studien ausreichend empfindliche Messmethoden zugrunde liegen, sodass auch milde Diabetesformen erkannt werden können. Denn eine Schwierigkeit verbleibt bei Untersuchungen dieser Art auf jeden Fall: Schwere Diabetiker könnten oftmals bereits an einer anderen Komplikation verstorben sein, bevor sich bei ihnen eine Demenz ausbildet:

> Eine aktuelle Analyse epidemiologischer Studien zeigt, dass Diabetiker auch ein erhöhtes Risiko für eine Alzheimer-Demenz haben. Dieser Zusammenhang wird besonders deutlich in Studien, die für die Diagnose des Diabetes mellitus einen oralen Glukosetoleranztest verlangen: In diesen Studien haben Diabetiker ein um etwa den Faktor 1,5 bis 2,0 erhöhtes Demenzrisiko.
>
> Studien, die ein weniger sensitives Maß für milde Diabetesformen zugrunde legen, sind in ihrer Aussagekraft nicht so eindeutig. Dieser Vergleich lässt die Vermutung zu, dass bereits eine leichte Störung des Blutzuckerstoffwechsels das Risiko für Demenz erhöht. Patienten mit schweren klinischen Verläufen eines Diabetes mellitus könnten dagegen bereits vor dem Auftreten einer kognitiven Störung an einer Komplikation der großen Gefäße versterben, zum Beispiel an einem Herzinfarkt oder Schlaganfall.
>
> Diese epidemiologischen Daten könnten als Kausalzusammenhang zwischen Diabetes und Demenz interpretiert werden. Eine alternative Erklärung ist, dass die beiden Erkrankungen eine gemeinsame Ursache teilen. Hierfür kommen sowohl Umwelt- oder Verhaltensfaktoren als auch genetische Risikofaktoren oder eine Kombination hieraus in Betracht.

Unter der Überschrift „Energiestoffwechsel und Demenz“ weist Kopf auf die Existenz klarer Indikatoren für die Beteiligung von Energiestoffwechselstörungen bei der Entstehung beziehungsweise Begünstigung von Demenz hin. Insbesondere scheinen Insulin, Insulinrezeptoren und insulinabhängige Glukosetransporter, die vermutlich wesentliche Aufgaben bei der Aufrechterhaltung des Energiestoffwechsels der Neuronen wahrnehmen, in bestimmten Gehirnarealen eine wesentliche Rolle bei der Demenzentstehung zu spielen:

> Molekulare Befunde legen einen sehr engen Zusammenhang zwischen dem intrazellulären Glukose- und Fettstoffwechsel der Neuronen und einer Demenz nahe. Insulinrezeptoren und insulinabhängige Glukosetransporter finden sich in hoher Dichte insbesondere im Hippocampus. Diese Hirnregion ist einerseits für die Einspeicherung episodischer

> Gedächtnisinhalte verantwortlich, andererseits frühzeitig von der Atrophie bei Morbus Alzheimer betroffen. Durch die Verabreichung von Insulin über die Nasenschleimhaut, wodurch die BlutHirn-Schranke umgangen werden kann, lassen sich Lernvorgänge optimieren.
>
> Die Funktion dieser Insulinrezeptoren und Glukosetransporter ist noch nicht genau bekannt. Es liegt jedoch nahe, dass sie in engem Zusammenhang mit der Aufrechterhaltung des intrazellulären Energiestoffwechsels von Neuronen steht. Insulin stimuliert auch die Produktion von Amyloid-Precurser-Protein, dem Vorläuferprotein von Beta-Amyloid, dem wesentlichen Bestandteil der Alzheimer-Plaques. Andererseits kann Beta-Amyloid durch das gleiche Enzym abgebaut werden, das auch für den Abbau von Insulin verantwortlich ist.

Schließlich weist Kopf auf eine Studie hin, der zufolge sich das Risiko für eine spätere Demenzerkrankung bei Übergewicht in den mittleren Lebensjahren signifikant erhöht:

> Übergewicht im mittleren Lebensalter ist ein klarer Risikofaktor für die Entstehung eines Morbus Alzheimer.

Kopf folgert, dass sich aufgrund der bisherigen Datenlage durchaus die Hypothese aufdrängen könnte, Diabetiker sollten zur Vermeidung weiterer kognitiver Verschlechterungen stoffwechselseitig möglichst genau eingestellt werden. Die bislang einzige ausreichend große Studie dazu konnte die Hypothese jedoch nicht bestätigen. Kopf vermutet, dass das überraschende Ergebnis durch die in der Studiengruppe mit der strengeren Stoffwechseleinstellung häufiger auftretenden Unterzuckerungen (sogenannte iatrogene Hypoglykämien – durch die Behandlung verursachte Unterzuckerungen) zustande kam. Diesbezüglich führt er die gleichen Argumente an, die auch im vorliegenden Text tragend sind: Sympathikusaktivierung; energetische Mangelversorgung von Nervenzellen; hierdurch bedingte Schädigungen von Nervenzellen und in der Folge die weitere kognitive Verschlechterung der betroffenen Person:

> Diese Befunde zugrunde gelegt, ist die Hypothese naheliegend, dass bei Diabetikern eine strenge Stoffwechseleinstellung das Risiko einer kognitiven Verschlechterung reduziert. Bislang gibt es jedoch nur eine Studie, die diese Frage an einer ausreichenden Patientenzahl prospektiv untersucht hat: die ACCORDMIND-Studie. In dieser Studie hat die strengere Blutzuckereinstellung die Gedächtnisleistung nicht verbessert. Dieses überraschende Studienergebnis wurde vielfältig diskutiert. Am wahrscheinlichsten sind häufigere Hypoglykämien in der Studiengruppe

> mit der strengeren Intervention für diese überraschenden Ergebnisse verantwortlich. Hypoglykämien führen zu einer Sympathikusaktivierung, die bei Patienten mit einer hohen Last makrovaskulärer Komplikationen kardiovaskuläre Ereignisse und Todesfälle begünstigen. Zudem könnten Hypoglykämien direkt zu einer Schädigung von Nervenzellen und dadurch zu kognitiver Verschlechterung führen. Für beide Hypothesen gibt es gute Argumente. Insbesondere der nachteilige Effekt von Hypoglykämien auf kognitive Funktionen wurde in einer neueren epidemiologischen Studie gut belegt.

Insgesamt sieht Daniel Kopf bei der Begünstigung von Demenz durch diabetische Stoffwechselstörungen die folgenden Mechanismen im Spiel:

Adipositas, fehlende Bewegung und sonstige Störungen im Energiestoffwechsel können die Entstehung von Diabetes mellitus begünstigen, gegebenenfalls aber auch das Risiko für Demenz auf direkte Weise erhöhen. Diabetes wiederum begünstigt eine spätere Demenzerkrankung einerseits durch Gefäßschädigungen aufgrund von Hyperglykämien (zu hoher Blutzuckerspiegel), andererseits aber möglicherweise auch durch die bereits erwähnten behandlungsbedingten (iatrogenen) Unterzuckerungen.

Die Ergebnisse der Arbeit stehen letztlich im vollständigen Einklang mit den im vorliegenden Text geäußerten Vermutungen: Die Ketolysefähigkeit des menschlichen Großhirns gehört zu dessen zentralen und unverzichtbaren Funktionen. Schon Säuglingsgehirne besitzen sie. Sie können ohne sie nicht existieren. Erst bei dauerhafter Anwendung kohlenhydrat- und kalorienreicher Zivilisationsernährungsweisen ohne zwischenzeitliche Nahrungs- beziehungsweise Kohlenhydratpausen deaktiviert sie sich sukzessive. Ab diesem Zeitpunkt ist nicht nur die kontinuierliche energetische Versorgung des Gehirns beeinträchtigt beziehungsweise gar gefährdet, sondern es fehlen dem Organismus dann auch die Mittel, um jederzeit selbst für eine ausgeglichene Energiebilanz zu sorgen.

In der Folge dürfte es verstärkt zu Zivilisationserkrankungen wie Epilepsie, Migräne, Übergewicht, Adipositas, Diabetes, Insulinresistenz, ADHS, Bulimie, Bluthochdruck, chronischer Stress, Depressionen, Demenz und vieles andere mehr kommen. Im Grunde können die genannten Krankheiten und Störungen erst dann sinnvoll therapiert werden (sofern sie danach noch vorhanden sind), wenn das zentrale Defizit, der fehlende Anschluss des Gehirns an den Hauptenergiestoffwechsel des Menschen (den Fettstoffwechsel) zuvor behoben wurde.

Zugleich stehen die Resultate der Arbeit aber auch im Einklang mit den bereits im Kapitel *Die Energiestoffwechsel des Menschen* auf Seite 13 dargelegten neueren medizinischen Forschungsresultaten zur möglichen Wirksamkeit der ketogenen Diät und generell von Ketonen in der Behandlung der Alzheimer-Erkrankung (siehe Auwera et al., Henderson, Fife und Newport in der Literatur).

5.2 Bluthochdruck

Bluthochdruck gehört zu den wichtigsten Risikofaktoren für Durchblutungsstörungen im Gehirn, denn er kann auf lange Sicht – ähnlich wie es bei zu hohen Blutzuckerspiegeln der Fall ist – Gefäßschädigungen verursachen. Beispielsweise konnte eine medizinischen Studie zeigen, dass es im Mittel schneller zur Demenz kommt, wenn neben den durch die Alzheimerkrankheit verursachten geweblichen Veränderungen (Beta-Amyloid) auch noch Durchblutungsstörungen vorliegen. Eine andere Untersuchung führte vor, dass sich durch die systematische Behandlung von Bluthochdruck die Zahl der neu diagnostizierten Demenzerkrankungen praktisch auf die Hälfte senken ließ.

Damit ist allerdings noch nicht geklärt, warum die untersuchten Patienten überhaupt unter Bluthochdruck litten. Eine Ursache könnte in der bereits des Öfteren erwähnten Sympathikusaktivierung liegen, die sich bei nur von Glukose lebenden Gehirnen im Rahmen der dann fast zwangsläufig häufig auftretenden zerebralen Energiekrisen sehr leicht einstellen kann.

5.3 Stress

Die Ergebnisse einiger Studien deuten darauf hin, dass sich das Demenzrisiko durch chronischen Stress in den mittleren Lebensjahren signifikant erhöhen kann. Insoweit kann es durchaus ratsam sein, bei lang anhaltendem bis dauerhaftem Stress für eine regelmäßige Entspannung beziehungsweise einen sinnvollen Ausgleich zu sorgen.

Allerdings – und auch darauf muss an dieser Stelle hingewiesen werden –, kann die einseitige Ausrichtung des Gehirnstoffwechsels auf Glukose – wie die vorangegangenen Kapitel gezeigt haben – allein schon für chronischen, dauerhaften Stress sorgen, bei Vorliegen von tatsächlichem äußeren Stress vermutlich sogar noch ein ganzes Stück mehr. Die Interpretation der

Ergebnisse der entsprechenden Studien ist deshalb weniger eindeutig, als es auf den ersten Blick erscheinen mag.

5.4 Depressionen

Einige Studien weisen darauf hin, dass lang anhaltende Depressionen das Risiko, später an Demenz zu erkranken, deutlich erhöhen können.

Auch in diesem Fall dürfte die Interpretation der Daten nicht eindeutig sein. Beispielsweise besteht ein ähnlicher Zusammenhang zwischen koronaren Herzerkrankungen und Depressionen. In beiden Fällen ist denkbar, dass die Depression zumindest zum Teil Ausdruck von Energiedefiziten im Gehirn ist. In unserem Zusammenhang wäre die Depression dann eher als Vorbote eines ausschließlich von Glukose lebenden, energetisch unterversorgten und sich längst auf dem langen Weg hin in die Demenz bewegenden Gehirns zu werten.

Die Depression, unter der ich in der Mitte meines Lebens über etliche Jahre hinweg litt, hatte jedenfalls exakt diesen Hintergrund.

5.5 Rauchen

Gemäß mehreren Studien ist Rauchen ein nennenswerter Demenzrisikofaktor. Da Rauchen keine Krankheit oder Störung, sondern ein persönliches Verhalten ist, werde ich das Thema nicht weiter erörtern.

6 Maßnahmen

In diesem Kapitel sollen nun schließlich Maßnahmen vorgestellt werden, mit denen sich das Ziel, lebenslänglich geistig fit zu bleiben, eventuell die eigene kognitive Leistungsfähigkeit noch ein ganzes Stück zu verbessern und eine Demenz zu vermeiden, möglichst effizient erreichen lässt.

Wie wir gesehen haben, verliert das Gehirn der meisten Menschen bei langjähriger durchgehender Anwendung von kohlenhydratreichen Ernährungsweisen die Fähigkeit, spontan Ketonkörper zu metabolisieren. Es ist dann nicht länger verzögerungsfrei ketolysefähig. Die Medizin sieht das zwar überwiegend als unproblematisch bis regelrecht normal an, in Wirklichkeit handelt es sich jedoch um ein gravierendes körperliches Defizit mit erheblichen negativen gesundheitlichen Folgewirkungen, da der Körper dann nicht länger in der Lage ist, mittels Eigensteuerung für eine ausgeglichene Energiebilanz und die optimale energetische Versorgung des Gehirns zu sorgen.

Die hierdurch bewirkten Störungen in der körperlichen Energiebilanzierung lassen sich heute vielfach beobachten, ganz plastisch etwa bei der Tendenz eines zunehmenden Anteils der Bevölkerung, zu viel Körperfett anzuhäufen. Die Medizin hat hierzu eine ganze Reihe potenzielle Antworten erarbeitet, allen voran, dass übergewichtige Personen mehr Kalorien aufnehmen als sie verbrauchen. Eine Frage blieb dabei jedoch im Allgemeinen völlig unbeantwortet: Warum hören Dicke nicht einfach auf zu essen, wenn sie bereits etliche Kilogramm Fett zu viel auf dem Leib tragen? Warum etwa stehen hochgradig übergewichtige Menschen oftmals mitten in der Nacht auf, um sich weitere Kalorien einzuverleiben? Warum verbraucht ihr Körper nicht stattdessen zunächst die Kalorien, die er bereits in überreichlichen Mengen selbst besitzt? Ein auf einem ganzen Berg gesammelter Eicheln schlafendes Eichhörnchen würde jedenfalls nicht mitten in der Nacht aufstehen, um panisch weitere Eicheln zu sammeln.

Die evolutionär-systemische Analyse des vorliegenden Textes liefert auf die gestellte Frage eine meiner Ansicht nach äußerst plausible Antwort: Das Gehirn von Übergewichtigen hat keine Verwendung für die zahlreichen Kalorien der körperlichen Fettdepots, denn es ist ausschließlich an Glukose als Energieträger interessiert. Glukose kann jedoch nur zu einem ganz geringen Anteil aus den Triglyceriden der Fettzellen produziert werden.

Wie im vorangegangenen Kapitel gezeigt wurde, sind frühe Energiebilanzstörungen wie Übergewicht, Diabetes etc. mit späterer Demenz assoziiert (sofern ihr nicht der Tod zuvorkommt). Von medizinischer Seite wird bereits von denkbaren „Kausalzusammenhängen“ gesprochen. Ich teile eine solche Auffassung. Mit der „Wiederherstellung der Ketolysefähigkeit des Gehirns“ steht deshalb im Folgenden eine Maßnahme im Zentrum, die die gemeinsamen Ursachen von Demenz, Übergewicht, Diabetes und von neurologischen Krankheiten wie Migräne und Epilepsie zu adressieren versucht. Darauf aufbauend werden weitere Empfehlungen ausgesprochen.

Im Folgenden wird es also vor allem darum gehen, Ihre körperliche und geistige Fitness zu steigern beziehungsweise möglichst lange zu erhalten. Nun werden Sie vielleicht sagen: „Ausreichend fit bin ich bereits, denn ich jogge dreimal pro Woche eine Strecke von zehn Kilometern, und vier Stockwerke schaffe ich ebenfalls zu Fuß, ohne nennenswert außer Atem zu geraten. Außerdem übe ich regelmäßig Klavier, lese täglich die FAZ und am Wochenende ein populärwissenschaftliches Buch, löse Kreuzworträtsel, lerne Vokabeln und dreistellige Zahlen kann ich noch immer im Kopf miteinander multiplizieren.“ Die Frage ist jedoch: Können Sie auch einen ganzen Tag auf Kohlenhydrate oder vielleicht sogar auf alle kalorienhaltigen Speisen und Getränke verzichten, ohne dabei einen nennenswerten Einbruch Ihrer körperlichen und geistigen Leistungsfähigkeit zu erleiden? Nein? Nun, dann sind Sie nicht wirklich fit.

Bei den auf den nächsten Seiten beschriebenen Maßnahmen geht es vor allem um die Trainierung und Aufrechterhaltung der Ketolysefähigkeit Ihres Gehirns, einer Fähigkeit, die jeder Mensch letztlich in die Wiege gelegt bekommen hat, die aufgrund der in unserer Gesellschaft üblichen Ernährung jedoch im Allgemeinen verkümmert ist.

Training sollte jedoch niemals in Zwang ausarten. Wenn Sie sich läuferisch ganz normal fit halten wollen, dann müssen Sie keineswegs Tag für Tag um Punkt 17:00 Uhr zu Ihrem gewohnten Dauerlauf über eine Distanz von 10 km antreten. Es würde reichen, dies lediglich zwei- oder dreimal die Woche zu tun. Und es würde sogar genügen, bei schlechtem Wetter oder beruflichem Stress einmal eine ganze Woche auszusetzen (und stattdessen lediglich ein wenig in der Wohnung zu tanzen) und erst in der darauf folgenden Woche wieder mit dem Training aufzusetzen. Wie Sie sehen: Hier geht es nicht um täglich penibel einzuhaltende Regeln, sondern um

Training, und das hat eher etwas mit Unregelmäßigkeiten zu tun, wie bereits dargelegt wurde.

Ein wichtiger abschließender Hinweis:

- Einige Empfehlungen – und dies gilt insbesondere für die wichtigste von allen – richten sich in erster Linie an Gesunde. Leiden Sie beispielsweise unter Diabetes oder besitzen Sie nur noch eingeschränkte Nierenfunktionen, dann sollten Sie vor einer Anwendung unbedingt Ihren Arzt konsultieren. Das gleiche gilt vor Anwendung der Maßnahmen bei bereits dementen Personen, für deren Wohlergehen Sie sich verantwortlich fühlen.

6.1 Wiederherstellung der Ketolysefähigkeit des Gehirns

Wir gehen im Folgenden also davon aus, dass zwischen einigen wesentlichen Zivilisationserkrankungen – unter anderem Übergewicht – und Demenz ein „Kausalzusammenhang" besteht, nämlich die gemeinsame Ursache des fehlenden Anschlusses des Gehirns an den Fettstoffwechsel (beziehungsweise der fehlenden Ketolysefähigkeit des Gehirns), wodurch es immer wieder zu Störungen in den Energiestoffwechseln und insbesondere der Energiebilanzierung kommt. Im Rahmen solcher Vorfälle werden dem Gehirn zum Teil erhebliche Blutzuckerschwankungen zugemutet, oftmals begleitet von Sympathikusaktivierungen, einem Abbau von Körpersubstanz (Glukoneogenese) und einer kräftigen Ausschüttung von Stresshormonen, mit deren Hilfe das „egoistische Gehirn" (siehe Peters in der Literatur) seinen energetischen Bedarf verzweifelt gegen die Interessen der anderen Körperorgane durchzusetzen versucht. Geschädigt wird es trotzdem.

Die Medizin scheint demgegenüber mehrheitlich der Auffassung zu sein, beim Menschen handele es sich nicht gewissermaßen um die „Krone der Schöpfung", sondern um ein kaum ausgereiftes, fehleranfälliges lebendes System, das über keine adäquaten Mittel zur automatischen Energiebilanzierung verfügt. Wenn die Menschen heute vermehrt übergewichtig werden, dann liegt das in ihren Augen vor allem darin, dass sie mehr Kalorien aufnehmen als verbrauchen. Dicke sind demzufolge deshalb übergewichtig, weil sie sich falsch verhalten, während schlanke Personen die richtigen Mittel und Wege gefunden haben, um (willentlich) selbst für eine ausgeglichene Energiebilanz zu sorgen.

Als zweiter Schuldiger – neben den Übergewichtigen selbst – wurde die heute weitverbreitete überwiegend sitzende und bewegungsarme Lebensweise ausgemacht, denn dabei werden insgesamt nur relativ wenige Kalorien verbraucht, und zwar speziell in den Organen (Muskeln, Herz, Lunge), die unmittelbar von den Fettreserven des Körpers Gebrauch machen könnten. Das führt nach Ansicht der Medizin dazu, dass einmal angesammelte Fettpolster nicht mehr aktiviert werden und die betroffenen Personen zunehmend verfetten. Ihr Gehirn kann zum Abbau der Fettdepots keinerlei Beitrag leisten, denn das verlangt angeblich ausschließlich Glukose.

Viele Ernährungsexperten haben daraus den auf den ersten Blick richtigen Schluss gezogen, dass in erster Linie das Nahrungsfett für die Gewichtszunahme verantwortlich ist und folglich die Empfehlung ausgesprochen, sich bei sitzender und bewegungsarmer Tätigkeit möglichst fettarm und generell energiearm zu ernähren.

Da aber auf diese Weise bereits vorhandenes Körperfett nur schwer wieder verbraucht werden kann (das Gehirn ist an dessen Energie nicht interessiert), wurde gleichzeitig die Empfehlung für mehr Bewegung ausgesprochen: Bewegung war erforderlich, um Herz, Lunge und Muskeln zu aktivieren, denn diese Organe verbrennen bevorzugt Fett.

Fettarme Diäten funktionieren folglich nur, wenn entweder die Kalorienaufnahme deutlich reduziert oder der Kalorien- und insbesondere der Fettverbrauch durch mehr Bewegung (zum Beispiel Sport) deutlich angehoben wird. Meistens werden beide Maßnahmen gleichzeitig empfohlen.

Alternativ dazu haben sich zahlreiche Diäten etabliert, die ein Problem im Kohlenhydratstoffwechsel ausgemacht haben wollen. Und in der Tat lassen sich einige der gravierendsten Probleme in den Energiestoffwechseln mildern, wenn man dafür sorgt, dass die Glukose dem Körper stets in einer Form zugeführt wird, die möglichst geringe Instabilitäten im Blutzuckerspiegel verursacht. Dafür haben sich insbesondere Diäten mit niedrigem glykämischen Index (zum Beispiel GLYX) beziehungsweise niedriger glykämischer Last (zum Beispiel LOGI) etabliert und bewährt.

Einen anderen Ansatz verfolgen kohlenhydratarme Diäten mit einer festen Einschränkung der pro Tag aufzunehmenden Menge an Nahrungskohlenhydraten (zum Beispiel ketogene Diät, Atkins oder Lutz). Liegt die Gesamtmenge der täglich verzehrten Kohlenhydrate signifikant unter der

Menge, die das Gehirn bei einem reinen Glukose-Betrieb benötigt, wird es mit der Zeit einen Teil seiner Energiegewinnung auf Ketonkörper umstellen (müssen). Aufgrund der sich damit häufig erreichbaren günstigen gesundheitlichen Effekte wurden die Kohlenhydrate im Rahmen solcher Diäten meist als Grund allen Übels verteufelt.

Die eigentliche Ursache liegt jedoch – wie dargestellt – ganz woanders: Das Problem ist nicht der Kohlenhydratstoffwechsel beziehungsweise der ständige Kampf um die Glukose (wie es zum Beispiel Achim Peters behauptet), sondern der Fettstoffwechsel, und dabei insbesondere die Tatsache, dass das Gehirn bei der heute üblichen Ernährung nicht am Fettstoffwechsel partizipiert.

Denn diese Nichtbeteiligung führt bei der Energiespeicherung und Energierückführung zu Asymmetrien im Organismus, wie sie in den vorangegangen Kapiteln näher beschrieben wurden. Darauf aufbauend wurde dort bereits empfohlen, das Gehirn mittels Reaktivierung seiner natürlichen Ketolysefähigkeit wieder stärker an den Fettstoffwechsel anzuschließen.

Ob eine solche Reaktivierung mit der ketogenen Diät, sonstigen kohlenhydratarmen Diäten, unterkalorischer Ernährung, gelegentlichem Fasten oder irgendwann gar einmal mit Medikamenten gelingt, sei dahingestellt.

Im Abschnitt *Was tun?* auf Seite 70 beschreibe ich ein relativ einfaches Verfahren, mit dem es vermutlich den meisten Menschen recht gradlinig gelingen kann, die Ketolysefähigkeit ihres Gehirns zu reaktivieren, und zwar ohne dabei ihre aktuelle Diät für den Rest ihres Lebens grundsätzlich ändern zu müssen. Wenn Sie vor allem an Resultaten interessiert sind, könnten Sie an dieser Stelle sofort zum genannten Abschnitt voranschreiten.

Ich habe mich dennoch dazu entschlossen, zunächst noch einige erläuternde Abschnitte über verschiedene Diäten- und Fastenmaßnahmen einzufügen, um Ihnen zu zeigen, wie man dort das Problem einer gestörten Energiebilanzierung anzugehen versucht. Außerdem werden dort einige Begriffe eingeführt und definiert, die ich im Abschnitt „Was tun?“ verwende.

Und vielleicht können Sie von den Diäten auch anderweitig ein wenig profitieren. Sollten Sie zum Beispiel ein moderner Puddingvegetarier sein, dann würden Sie sich bei Befolgung der von mir im Abschnitt „Was tun?“ vorgeschlagenen Maßnahmen bei gleichzeitig starker Beschränkung der zugeführten Lebensmittel auf solche mit niedrigem glykämischen Index beziehungsweise gar mit niedriger glykämischer Last (siehe den entsprechenden Abschnitt) Ihrem Gehirn gegenüber noch viel freundlicher verhalten, als wenn Sie sich lediglich an meine Empfehlungen aus „Was tun?“ halten.

6.1.1 Diäten mit fester Kohlenhydratbeschränkung

Einige kohlenhydratarme Diäten schränken die täglich zugelassene Menge an Kohlenhydraten sehr stark ein, ohne allerdings dabei den Zustand der Ketose gezielt anzustreben.

Beispielsweise nennt die Lutz-Diät eine Obergrenze an Kohlenhydraten von 6 BE = 72 g Kohlenhydrate pro Tag. Dieses Limit muss in den meisten Fällen keineswegs sklavisch eingehalten werden, schwankende Muster sind durchaus erlaubt (z. B. 100 g am Montag, 30 g am Dienstag) und auf lange Sicht sogar wünschenswert, wie es im Text bereits erläutert wurde.

Gemäß Wolfgang Lutz verbraucht das Gehirn bei ausschließlicher Glukoseversorgung pro Tag durchschnittlich 150 g Glukose, die sonstigen Organe 75 g, zusammen also etwa 225 g Glukose in 24 Stunden. Dies ergibt einen Glukose-Bedarf des Gesamtkörpers von 9,4 g pro Stunde.

Lutz empfiehlt, nur so viele Kohlenhydrate per Nahrung aufzunehmen, wie man während der Verdauung unmittelbar verbrauchen kann. Alles, was darüber hinaus gehe, sei von Nachteil, da es mittels Insulin in Fett umgewandelt werde.

Nimmt man für drei eingenommene Mahlzeiten insgesamt eine Verdauungszeit von 8 Stunden an, so ergibt sich gemäß seinen Vorgaben ein sinnvoller täglicher Glukose-Bedarf von 8 x 9,4 g = ca. 72 g Kohlenhydrate = 6 Broteinheiten (BE). Die Rechnung ergibt somit eine optimale beziehungsweise maximale Menge an täglich aufzunehmenden Kohlenhydraten von 6 BE.

Bei der Lutz-Diät und ebenso bei vielen anderen Diäten mit fester Kohlenhydratbeschränkung ist die Gesamtmenge der täglich maximal aufzunehmenden Kohlenhydrate meist niedriger als der Gesamtbedarf des Körpers an Glukose und in aller Regel sogar deutlich niedriger als der des Gehirns bei reiner Glukoseversorgung. Die fehlende Glukose muss folglich entweder mittels Glukoneogenese durch den Stoffwechsel selbst produziert werden, oder alternativ durch Ketonkörper ersetzt werden. Da die Glukoneogenese für den Körper auf Dauer wenig effizient ist (höchstens bei sehr hoher Proteinzufuhr durch die Nahrung), führen kohlenhydratarme Diäten mit einer stark eingeschränkten Gesamtmenge an täglich aufzunehmenden Kohlenhydraten zwangsläufig zu einer fundamentalen Stoffwechselumstellung im Körper. Dabei dürfte es unter anderem zu einer Aktivierung der Ketolysefähigkeit des Gehirns kommen.

Typische Vertreter von Diäten mit fester Kohlenhydratbeschränkung (ohne dabei den Zustand der Ketose gezielt anzustreben) sind die Lutz-Diät, die Optimale Diät von Jan Kwasniewski, die Atkins-Diät ab den Phasen 2 und 3 und die South-Beach-Diät ab der Phase 2.

Kohlenhydratarme Diäten mit einer täglichen Kohlenhydratbeschränkung von 30-75g können von gesunden Menschen, die unter keiner Stoffwechselerkrankung leiden, gegebenenfalls lebenslänglich durchgeführt werden, ohne dass es dabei zu gesundheitlichen Störungen kommt. Aufgrund des meist recht hohen Anteils an tierischen Lebensmitteln sind solche Diäten im Allgemeinen sehr nährstoffreich und insbesondere bezüglich des Gehalts an Vitaminen, Mineralstoffen und Spurenelementen vegetarischen Diäten überlegen. Bei sehr hohen körperlichen Anforderungen (zum Beispiel sportlichen Wettkämpfen) kann es allerdings sinnvoll sein, die Kohlenhydratzufuhr kurzzeitig entsprechend anzuheben.

Wenn Sie in ärztlicher Behandlung sind, sollten Sie vor der Durchführung einer Diät mit fester Kohlenhydratbeschränkung unbedingt noch einmal mit Ihrem Arzt sprechen. Dies gilt insbesondere dann, wenn Sie unter Diabetes, eingeschränkten Nierenfunktionen, Autoimmun-Erkrankungen oder einer Krankheit leiden, zu deren Behandlung Ihnen Antiepileptika oder Betablocker verordnet wurden. Auch kann die Erstellung eines großen Blutbildes sinnvoll sein, da sich im Laufe solcher Diäten bestimmte kritische Blutwerte wie HDL/LDL-Verhältnis, Triglyceride, Harnsäure meist signifikant verbessern. Bei einer späteren Blutabnahme könnten Sie den Erfolg der Diät auch in dieser Hinsicht verifizieren. Ein sehr schneller und radikaler Einstieg in die Diät kann in den ersten Tagen starke Stressreaktionen und Hypoglykämien (Unterzuckerungen) zur Folge haben, wie dies auch von Fastenkuren her bekannt ist. Man stellt sich also entweder von vornherein auf die denkbaren Nebenwirkungen (bis hin zu Migräneattacken und epileptischen Anfällen bei Epileptikern) ein, oder beginnt die Diät sanfter und vermeidet auf diese Weise einen Großteil der Nebenwirkungen.

6.1.2 Ketogene Diäten

Wird der Kohlenhydratanteil in der Nahrung eine längere Zeit lang auf unter 30 g pro Tag reduziert, benötigt das Gehirn – ähnlich wie beim Fasten – eine weitere Energieversorgung zusätzlich zur Glukose, und zwar deutlich schneller, als dies bei normalen kohlenhydratarmen Diäten der Fall ist. Wie bereits erläutert wurde, werden dazu in der Leber Fettabbauprodukte in sogenannte Ketonkörper umgewandelt, die von den Organen und – nach der Reaktivierung der zerebralen Ketolysefähigkeit – auch vom Gehirn für die Energiegewinnung genutzt werden können. Befinden sich im Blut schließlich mehr Ketonkörper als Glukose, spricht man vom Zustand der „Ketose".

Das Erreichen der Ketose kann durch Anwendung von Kestostix-Teststreifen aus der Apotheke – die dabei kurz in den Urin gehalten werden – relativ verlässlich überprüft werden. Absolut sicher ist man dabei allerdings nicht, denn der Test schlägt nur dann positiv aus, wenn Ketonkörper über die Niere ausgeschieden werden. Wenn jedoch alle Organe bereits vollständig ketolysefähig sind und die Ketonkörper effizient verbraucht werden, muss dies nicht unbedingt der Fall sein.

Ist der Zustand der Ketose Ziel der Diät, nennt man die Diät ketogen. In diesem Sinne gehören auch die Anfangsphase (Phase I) der Atkins-Diät und der South-Beach-Diät zu den ketogenen Diäten. Allerdings versteht man unter dem Begriff „Ketogene Diät" – speziell im Rahmen der Epilepsiebehandlung – üblicherweise eine ganz bestimmte sehr fettreiche Diät (Fettanteil an den Gesamtkalorien >= 80%). Im Folgenden soll der Begriff „ketogene Diät" jedoch allgemeiner im Sinne einer Diät, die den Zustand der Ketose zum Ziel hat, verwendet werden.

Ketogene Diäten haben sich insbesondere bei Epilepsien bewährt. An einem erheblichen therapeutischen Nutzen bei der Epilepsiebehandlung kann heute kein Zweifel mehr bestehen. Daneben konnten günstige Wirkungen bei Depressionen, Migräne und verschiedenen anderen Erkrankungen nachgewiesen werden. Auch werden positive Effekte bei der Vermeidung und Behandlung von Krebserkrankungen behauptet (siehe Coy und Kämmerer et al. in der Literatur) beziehungsweise diskutiert.

Bei der Anwendung der ketogenen Diät wird meist auf einen recht hohen Fettanteil in der Nahrung geachtet. Werden die eingesparten Kohlenhydrate allerdings im Wesentlichen durch Proteine und nicht durch Fette ersetzt, ist ein Zustand der Ketose für entsprechend disponierte Personen mitunter kaum zu erreichen. Möglicherweise verstärkt der Körper bei ihnen vorrangig die Glukoneogenese (Produktion von Glukose aus den reichlich angebotenen Nahrungsproteinen), anstatt auf den Fettstoffwechsel umzustellen. Günstig kann sich in solchen Fällen manchmal eine Reduzierung der Kalorienaufnahme auswirken, da der Körper dann eher versuchen wird, die fehlenden Kalorien aus dem Körperfett bereitzustellen. Indirekt wäre eine solche Ernährung gleichfalls reich an Fett, allerdings an Körperfett. Man sollte sich jedoch immer nur kurzzeitig unterkalorisch ernähren.

Vor der Anwendung einer ketogenen Diät sollten Sie unbedingt mit Ihrem Arzt sprechen. Auch ist die regelmäßige Überprüfung der Blutwerte zu empfehlen. Ein sehr schneller und radikaler Einstieg in die ketogene Diät kann in den Anfangstagen schwere Stressreaktionen und Hypoglykämien (Unterzuckerungen) zur Folge haben. Auf so etwas sollten Sie also eingestellt sein. Bei vorhandenen Autoimmun-Erkrankungen sollte die ketogene Diät nur unter ärztlicher Aufsicht durchgeführt werden. Eine Kombination der ketogenen Diät mit Antiepileptika (zum Beispiel Valproinsäure, Topiramat) empfiehlt sich nicht.

Die obigen Warnungen sollen keineswegs suggerieren, dass die langfristige Einhaltung einer ketogenen Diät ungesund ist. Das scheint auch keineswegs der Fall zu sein, wie eine Langzeitstudie des Johns Hopkins Children's Center aufgezeigt hat. Sie kam zu dem Ergebnis, dass eine langfristige ketogene Ernährung zu keinen negativen gesundheitlichen Nebenwirkungen wie Herz-, Kreislauf-, Leber- oder Nierenproblemen führt. Auch muss die Diät nicht langweilig sein. Allerdings reagieren einzelne Stoffwechseltypen ungünstig auf die Diät. Zu beachten ist ferner, dass bei Diäten mit eingeschränkter Nahrungsvielfalt stets die Gefahr einer zu einseitigen Ernährung besteht (zum Beispiel tagelang nur Salami).

Interessanterweise begründet die mit einer ketogenen Phase beginnende Atkins-Diät ihre eigene Wirkungsweise – zumindest neuerdings in einigen Publikationen – primär über den Insulinmechanismus, wie die folgenden Ausführungen aus Westman/Phinney/Volek (siehe Literatur) belegen:

> Wenn wir den Kohlenhydratstoffwechsel als metabolischen Platzhirsch darstellen, soll dies das Verständnis erleichtern, was es bedeutet, von einer vornehmlichen Kohlenhydratverbrennung auf vornehmliche Fettverbrennung umzusteigen. Das geht nämlich so: Kohlenhydrate werden bei der Verdauung in Einfachzucker gespalten, die in die Blutbahn abgegeben werden und von dort in die Zellen gelangen. Der mengenmäßig wichtigste Zucker ist die Glukose, die wiederum der zentrale

Energieträger unseres Stoffwechsels ist. Der Blutzuckerspiegel wird sowohl durch den Verbrauch wie durch die Bildung dieser Glukose bestimmt. Das bedeutet, dass in erster Linie der Kohlenhydratverzehr für Blutzuckerschwankungen verantwortlich ist. (...)

Die Glukosemenge im Blut ist normalerweise sehr gering (...). Um also nach dem Verzehr einer großen Kohlenhydratmenge den Blutzucker zu normalisieren, muss die Nahrungsglukose rasch aus dem Blut in die Zellen transportiert werden. Das übernimmt das Hormon Insulin, das den Zellen signalisiert, die Blutglukose aufzunehmen. Innerhalb der Zelle kann mit der Glukose Folgendes geschehen:

- Sie wird sofort zur Energieversorgung verwendet (verbrannt);
- Sie wird in begrenzter Menge als Stärke, Glykogen genannt, zur späteren Verwendung gespeichert (Energiereserve).
- Oder sie wird zu Fett umgewandelt und gespeichert (Depotfett).

Wenn eine Zelle sich für die dritte Möglichkeit entscheidet und Zucker in Fettsäuren umwandelt, ist dies eine Einbahnstraße. Es gibt keine Möglichkeit, Fett wieder in Glukose zu verwandeln. Fett kann nur als Fett verbrannt oder als Fett gespeichert werden.

Das Insulin fungiert sozusagen als Verkehrspolizist, der die Glukose in die Zellen dirigiert, aber auch die Freisetzung von gespeicherten Fettsäuren aus den Fettzellen überwacht. Je höher der Insulinspiegel, desto niedriger die Fettsäurenfreisetzung und damit weniger Brennstoff bzw. Energieträger. Nach einem kohlenhydratreichen Essen (...) kommt es zu einer entsprechenden Insulinausschüttung, um die Glukose aus dem Blut und in die Zellen zu transportieren. Gleichzeitig wird die Fettverbrennung gehemmt. Die Kohlenhydrate haben also immer Vorfahrt. (...)

Solange wir Glukose in Fett verwandeln und zulassen, dass der Platzhirsch es in den Speichern konserviert, sind wir zum Übergewicht verdammt.

Zum Glück haben Sie mit dem Atkins-Vorteil einen Notausgang, durch den Sie die Blutzuckerachterbahn verlassen, Ihren Körper vorrangig auf Fettverbrennung umstellen können. Sobald Sie sich in erster Linie von Proteinen, Fett und Ballaststoffen ernähren, erzeugt Ihr Körper viel weniger Insulin. (...) Ihr Körper braucht nicht mehr so viel Insulin zu erzeugen, und der Blutzuckerspiegel bleibt konstant und damit auch Ihre Leistungsfähigkeit.

> Allein durch eine Veränderung des Gleichgewichts zwischen Fetten, Kohlenhydraten und Proteinen wird der Körper dazu veranlasst, in erster Linie Fett zu verbrennen, anstatt ständig zwischen Fett- und Kohlenhydratverbrennung hin und her zu springen. (...) Fett macht nicht dick, solange Sie Ihrem Körper erlauben, es zu verbrennen. Schuld am Dickwerden ist aber nur eines: der übermäßige Verzehr von und die übertriebene Reaktion auf Kohlenhydrate. Das ist (...) die Prämisse der Atkins-Diät.

Ich halte die Erläuterung in wesentlichen Aspekten für unzureichend und zum Teil auch für sehr ungenau. Insbesondere wird die besondere Bedeutung des Gehirns bei der Fettverbrennung vollkommen ausgespart, obwohl dies in den Originalarbeiten von Robert Atkins noch ganz anders aussah.

6.1.3 Anabole Diät

Die Anabole Diät wurde speziell für die Belange von Bodybuildern entwickelt. Ihr Hauptziel ist es, Muskeln aufbauen und Fett abbauen. Sie ist gleichfalls unter dem Namen High Fat-Diät und nach ihrem Entwickler als DiPasquale-Diät bekannt.

Charakteristisches Merkmal der Anabolen Diät sind die sogenannten „Aufladetage". Die Diät entspricht damit ein wenig dem seit Generationen gewohnten Wochenrhythmus: Montags bis freitags wird sehr kohlenhydratarm gelebt (ketogen); die Nahrung besteht im Wesentlichen aus Proteinen und sehr viel Fett. An den Wochenenden – genauer: an den „Aufladetagen", die nicht unbedingt auf die Wochenenden fallen müssen – darf dann geschlemmt werden. Kohlenhydratreiche Speisen (selbst Eis und Kuchen) sind beinahe unbegrenzt erlaubt. Die der Diät zugrunde liegende Theorie besagt nun, dass die Kohlenhydrate dabei jedoch nicht in die Fettzellen abfließen, sondern vor allem dazu dienen, die in den Tagen zuvor entleerten Glykogenspeicher der Muskeln (beziehungsweise der Leber) wieder aufzufüllen.

Unmittelbar vor Wettkämpfen erfolgt ein weiteres Aufladen der muskulären Glykogenspeicher. Dies führt schließlich zu dem von Bodybuildern gewünschten Effekt, dass die Muskeln während des Wettkampfs (beim sogenannten Posing) wie aufgepumpt wirken.

Bei der anabolen Diät wechseln sich folglich längere ketogene (= anabole) Phasen mit kürzeren Phasen zum Aufladen der Glykogenspeicher ab. Arndt und Korte (siehe Literatur) merken dazu an:

Die Anabole Diät kann auch als ‚antikatabole Diät' bezeichnet werden. Sie ermöglicht Ihnen, gleichzeitig mehr Muskelmasse aufzubauen und den Abbau von Muskelmasse durch Cortisol und die damit verbundenen katabolen Zustände zu verringern. Ein Vorteil, der Ihnen eine fettarme, kohlenhydratreiche Ernährung nicht bieten kann. Bei der herkömmlichen Ernährung können Sie die anabolen Hormone nicht steuern, sondern sind ihren täglichen Schwankungen unterworfen. Nach jeder Mahlzeit produziert ihre Bauchspeicheldrüse vermehrt Insulin, die Wachstumshormonausschüttung wird für einige Zeit gehemmt.

Für die anabole Diät gelten die gleichen Hinweise bezüglich einer ärztlichen Konsultierung wie bei der ketogenen Diät.

6.1.4 Dukan-Diät

Die vom französischen Ernährungswissenschaftler Pierre Dukan entwickelte und vermarktete Dukan-Diät setzt sich aus vier Diätphasen zusammen. In den ersten drei Phasen (Angriff; Aufbau; Konsolidierung) gehört sie zu den Diäten mit fester Kohlenhydratbeschränkung, in der ersten Phase vermutlich sogar zu den ketogenen Diäten. In der vierten (lebenslänglichen) Phase kann man – mit einigen wenigen Einschränkungen – hingegen fast wieder „normal" essen.

Wesentlicher Bestandteil der Diät ist eine Liste (im Folgenden „Dukan-Liste" genannt) aus – zum Zeitpunkt des Verfassens des vorliegenden Textes – 72 tierischen und 28 pflanzlichen (also insgesamt 100) Lebensmitteln, von denen so viel und so oft gegessen werden darf, wie man will. Die Produkte sind mehrheitlich proteinreich und sowohl fett- als auch kohlenhydratarm. Im Vordergrund stehen magere Fleisch/Fischsorten und fettarme Milchprodukte. Die Liste wird gelegentlich um zusätzliche Nahrungsmittel ergänzt, sodass sie auch mehr als 100 Produkte umfassen kann.

Es werden die folgenden vier Diätphasen unterschieden:

- *Phase 1: Angriff – Attack*

  Dauer: 1 bis 10 Tage

  Es dürfen nur Lebensmittel aus der Dukan-Liste verzehrt werden, diese allerdings so oft und so reichlich, wie man möchte. Dazu werden täglich 1,5 Esslöffel Haferkleie eingenommen. Alkohol, Zucker, Fett, Gemüse und Obst sind vollständig zu meiden. Außerdem sollte man sich – wie in allen anderen Phasen ebenso – mindestens 20 Minuten am Tag intensiv bewegen (schnelles Gehen, Tanzen, leichtes Jogging etc.).

- *Phase 2: Aufbau – Cruise*

  Dauer: bis zum Erreichen des Zielgewichts

  In dieser Phase kommen verschiedene Gemüsesorten zum Speiseplan hinzu, wie zum Beispiel Tomaten, Gurken, Radieschen, Spinat oder Spargel. Kartoffeln und anderes stärkehaltiges Gemüse sind noch tabu. Allerdings werden die zusätzlichen Produkte nur jeden zweiten Tag verzehrt. Mit anderen Worten: An einem Tag ernährt man sich wie in der Angriffsphase, am darauf folgenden Tag kombiniert man die Lebensmittel der Dukan-Liste mit den in der Phase 2 erlaubten Gemüsesorten. Die tägliche Haferkleie-Ration wird auf zwei Esslöffel gesteigert.

- *Phase 3: Konsolidierung – Consolidation*

  Dauer: zehn Tage pro abgenommenes Kilo aus der 2. Phase

  Sobald das Zielgewicht erreicht ist, beginnt die dritte Diätphase, in der dem Jojo-Effekt vorgebeugt und das Gewicht gehalten werden soll. Der Speiseplan wird um zusätzliche Lebensmittel erweitert. Dazu gehören: eine Portion Obst (Ausnahme: Bananen, Weintrauben und Kirschen), zwei Scheiben Vollkornbrot und 40 g Käse am Tag. Außerdem dürfen pro Woche zwei Portionen Stärke-Produkte (außer Kartoffeln und Reis) konsumiert werden. Hinzu kommen zwei sogenannte Genuss-Mahlzeiten pro Woche, bei denen auch Pizza, Eis, Wein und Kartoffeln verzehrt werden dürfen. Allerdings sollte zwischen den beiden Genusstagen eine Pause von mindestens zwei Tagen eingelegt werden. Auch sollten die „Genuss-Lebensmittel“ alle auf einmal und nicht über den Tag verteilt verzehrt werden. An einem Tag in der Woche wird ein Protein-Tag gemäß Phase 1 (Angriff) eingelegt. Die tägliche Haferkleie-Ration wird auf 2,5 Esslöffel gesteigert.

- *Phase 4: Erhaltung – Permanent Stabilisation*

  Dauer: für immer

  In der Erhaltungsphase, die gewissermaßen lebenslänglich eingehalten werden kann, darf man praktisch wieder alles essen. Allerdings ist ein Protein-Tag pro Woche einzulegen (möglichst stets am gleichen Wochentag), bei dem die Regeln der Phase 1 (Angriff) gelten. Die tägliche

Haferkleie-Ration beträgt nun drei Esslöffel. Ferner sollte man sich ausreichend bewegen. Auch sollten Fahrstühle und Rolltreppen möglichst gemieden werden.

Mit den im vorliegenden Text erarbeiteten Mitteln lässt sich der entscheidende Wirkmechanismus der Dukan-Diät relativ leicht aufdecken:

- In der ersten Phase wird der Zustand der Ketose angestrebt. Wird sie mehr als fünf Tage am Stück durchgehalten, dürfte bei den meisten Personen die Ketolysefähigkeit des Gehirns wieder weitestgehend reaktiviert sein.
- In den beiden Folgephasen werden sukzessive mehr Lebensmittel zugelassen. Darunter befinden sich ab der dritten Phase auch sogenannte Genuss-Nahrungsmittel, die durchaus reichlich Kohlenhydrate enthalten können. Allerdings sollten sie gemäß Vorgabe – ähnlich wie bei der Trennkost – auf einmal (zeitlich zusammenhängend) und nicht über den Tag verteilt verzehrt werden. Hierdurch soll verhindert werden, dass sich das Gehirn zu schnell an eine regelmäßige Kohlenhydratzufuhr gewöhnt und die Ketolysefähigkeit wieder reduziert. Hinzu kommt der wöchentliche Protein-Tag (Phase-1-Tag), der dazu dient, die Ketolysefähigkeit des Gehirns auf hohem Niveau zu stabilisieren.
- In der letzten (lebenslänglichen) Phase wird bereits von einer robusten und vollständig aktivierten Ketolysefähigkeit des Gehirns ausgegangen, die sich selbst dann nicht wieder verlieren dürfte, wenn man sich einmal mehrere Tage lang kohlenhydratreich ernährt. Der eingelegte wöchentliche Protein-Tag (Phase-1-Tag) dient dazu, die Ketolysefähigkeit des Gehirns regelmäßig zu trainieren und auf hohem Niveau zu erhalten.

Die Dukan-Diät wurde auf den vorangegangenen Seiten deshalb ein wenig ausführlicher beschrieben, da sie sich anhand der im vorliegenden Text dargelegten Theorie besonders gut erklären lässt. Den Phasenaufbau der Diät könnte man gewissermaßen als einen systematischen Plan, das Gehirn sukzessive von seiner Glukoseabhängigkeit (Glukosesucht) zu befreien, bezeichnen. Aus diesem Grund wird man die Diät – wenn man beispielsweise bereits sein Idealgewicht besitzt und es lediglich auf Dauer halten möchte – nicht einfach mit der Phase 4 beginnen können. Bei einer solchen Vorgehensweise handelte es sich im Grunde um einen Diätfehler.

Die Dukan-Diät ist in den meisten Phasen und an zahlreichen Tagen (den sogenannten Protein-Tagen) sehr proteinreich, gleichzeitig aber sowohl kohlenhydrat- als auch fettarm. Sie ist deshalb an solchen Tagen zwangsläufig unterkalorisch. Hierdurch soll der Körper gezwungen werden, die fehlenden Kalorien für die energetische Versorgung der Körperorgane und des Gehirns aus den Fettdepots zu nehmen. Die Diät soll also ganz gezielt stark übergewichtige Personen ansprechen, die schnell größere Mengen an Körperfett verlieren möchten.

Ein Problem der Diät dürfte die mit ihr einhergehende schlechte Verdauung sein, wie sie in dieser Form bei fettreichen Low-Carb-Diäten (Low Carb High Fat – LCHF) eher selten anzutreffen ist. Aus diesem Grund sind täglich mehrere Löffel Haferkleie einzunehmen, für die viele Personen jedoch nicht die erforderlichen Verdauungsorgane besitzen. Sie leiden dann beispielsweise unter regelmäßigen Bauchschmerzen und Blähungen.

Für die Dukan-Diät gelten die gleichen Hinweise bezüglich einer ärztlichen Konsultierung und zu denkbaren anfänglichen Nebenwirkungen wie bei der ketogenen Diät.

Wer 100 kg Körperfett verlieren möchte, für den mag die Dukan-Diät eine interessante und möglicherweise auch sinnvolle Option sein. Wenn Sie hingegen nur einige wenige Kilogramm abnehmen oder auch nur klüger werden und Demenz im Alter vermeiden möchten, können Sie die letztlich alles entscheidende Ketolysefähigkeit des Gehirns auch auf eine andere, sanftere, weniger rigide und gesündere Weise reaktivieren.

6.1.5 Niedrigglykämische Diäten

Manche Lebensmittel lassen den Blutzucker schneller ansteigen als andere. Dementsprechend muss der Körper bei einigen Lebensmitteln schneller und gegebenenfalls mit einer größeren Menge an Insulin gegenregulieren, um den Blutzuckerspiegel in engen Grenzen zu halten.

Der *glykämische Index (GI)* ist ein Indikator für die jeweilige Wirkung eines Lebensmittels auf den Blutzuckerspiegel. Ein *hoher glykämischer Index* bedeutet, dass die im Lebensmittel enthaltenen Kohlenhydrate vergleichsweise schnell verdaut werden (leicht resorbierbar sind) und ins Blut gelangen, sodass der Blutzuckerspiegel relativ rasch ansteigt. Der Körper muss in diesem Fall entsprechend viel Insulin pro Zeiteinheit produzieren, um den Blutzucker zu regulieren. Solche Lebensmittel werden auch als *hochglykämisch* bezeichnet.

Lebensmittel mit einem *niedrigen glykämischen Index* bewirken dagegen nur einen relativ langsamen und auch insgesamt geringeren Anstieg des

Blutzuckerspiegels. Der Körper muss in diesem Fall nur vergleichsweise wenig Insulin pro Zeiteinheit produzieren. Solche Lebensmittel werden auch als *niedrigglykämisch* bezeichnet.

Diäten, bei denen vorzugsweise (beziehungsweise fast ausschließlich) Lebensmittel mit niedrigem glykämischen Index verzehrt werden, nennt man *niedrigglykämische* oder auch *Low-Glycemic-Index-Diäten.* Zu ihnen zählen unter anderem die Montignac-Methode und die GLYX-Diät. Auch die Strunz-Diät kann zu ihnen gerechnet werden.

Der glykämische Index (GI) eines Lebensmittels wird wie folgt ermittelt: Zunächst misst man den Blutzuckerspiegel einer repräsentativen Gruppe von Testpersonen nach einer Mahlzeit des Lebensmittels, dessen GI bestimmt werden soll, und zwar über einen Zeitraum von zwei Stunden. Hierzu verzehren die Teilnehmer das Lebensmittel in einer Menge, die genau 50 Gramm Kohlenhydrate enthält. Im Anschluss an die Mahlzeit wird der Blutzuckerspiegel in regelmäßigen zeitlichen Abständen gemessen und protokolliert. Dabei ergibt sich eine Blutzuckerkurve.

Nun berechnet man die Fläche, die sich unterhalb der Kurve befindet (mathematisch ausgedrückt: das Kurvenintegral; im Folgenden verkürzt „Blutzuckerfläche" genannt), und setzt sie in Relation zur Blutzuckerfläche nach Aufnahme von 50 g Traubenzucker (Glukose). Ein glykämischer Index von 80 besagt demnach, dass die Blutzuckerfläche nach Verzehr einer standardisierten Menge des untersuchten Lebensmittels 80 Prozent der Größe der Blutzuckerfläche nach Aufnahme von 50 g Glukose besitzt. Oder etwas einfacher ausgedrückt: Der Blutzuckeranstieg beträgt – bezogen auf einen Zeitraum von zwei Stunden nach der Mahlzeit – beim untersuchten Lebensmittel 80 Prozent des Anstiegs, der sich nach einer Aufnahme von 50 g Glukose ergibt.

Ein glykämischer Index von unter 50 wird im Allgemeinen als niedrig, einer von über 70 als hoch eingestuft.

Die Messungen werden stets für mehrere Personen durchgeführt und im Anschluss gemittelt, da verschiedene Personen bei gleichen Lebensmitteln unterschiedliche Blutzuckerreaktionen aufweisen können.

Ein Problem ist, dass der glykämische Index lediglich die Blutzuckerreaktion eines Lebensmittels mit 50 g Kohlenhydraten einer solchen von 50 g Glukose gegenüberstellt, er besagt jedoch nichts darüber, wie die Person insgesamt auf Kohlenhydrate reagiert. Beispielsweise konnte festgestellt werden, dass Migräniker auf 50 g Glukose zwei Stunden postprandial (nach einer Mahlzeit) mit einem statistisch signifikant viel stärkeren Blutzuckeranstieg reagieren als gesunde Kontrollpersonen. Demzufolge wäre die Blutzuckerfläche von 50 g Glukose bei Migränikern im Mittel größer als bei Kontrollpersonen. Da jedoch davon auszugehen ist, dass auch Migräniker auf kohlenhydratarme Lebensmittel und solchen, deren Kohlenhydrate nur sehr langsam ins Blut dringen, mit einer ganz normalen flachen Blutzuckerkurve reagieren, dürften niedrigglykämische Lebensmittel bei ihnen im Allgemeinen einen noch niedrigeren glykämischen Index als bei gesunden Kontrollpersonen aufweisen.

Ein weiteres Problem von Low-Glycemic-Index-Diäten stellt die Interpretation der Daten dar. Der glykämische Index eines Lebensmittels kann nämlich beträchtlich sinken, wenn die Kohlenhydrate zusammen mit Fett aufgenommen werden. Beispielsweise besitzt ein Stück Obstkuchen mit reichlich Schlagsahne im Allgemeinen einen deutlich niedrigeren GI als ein Stück Obstkuchen ohne Sahne. Aus den gleichen Gründen hat Speiseeis einen deutlich niedrigeren GI als etwa Vollkorn. Bei Spaghetti scheinen die darin enthaltenen Eier für denselben Effekt zu sorgen.

Auf der anderen Seite bewirken bestimmte Nahrungsmittel und Nahrungszusammensetzungen, die Eiweiß und Kohlenhydrate kombinieren, oftmals einen besonders steilen Anstieg des Insulinspiegels. Werden die Kohlenhydrate und Proteine hingegen getrennt aufgenommen, dann kommt es selbst dann nicht zu einem derart steilen Anstieg des Insulinspiegels, wenn das Lebensmittel vergleichsweise hochglykämisch ist. Eine denkbare Ursache ist, dass Insulin sowohl für die Regulierung des Blutzuckerspiegels nach kohlenhydratreichen Mahlzeiten als auch für die Zuführung von Proteinen in die Zellen benötigt wird. Die Anhänger der Hay'schen Trennkost (siehe mein Buch „Wie Übergewicht entsteht … und wie man es wieder los wird" dazu) sehen dies als einen Beleg dafür an, dass die von ihnen propagierte Diät physiologisch sinnvoll ist.

Da sich der glykämische Index stets auf die Menge eines Lebensmittels bezieht, die 50 Gramm Kohlenhydrate enthält, ist er für sich allein gestellt nur wenig aussagekräftig. Beispielsweise entsprechen bei Möhren 50 g Kohlenhydrate einer Portion von 670 g. Das ist deutlich mehr, als man üblicherweise in einer Portion des Lebensmittels zu sich nehmen würde. Bei Fleisch, Fisch und Eiern müssten sogar Tonnen des Lebensmittels verzehrt werden, um auf 50 g Kohlenhydrate zu kommen. Um übliche Portionsmengen berücksichtigen zu können, wurde zusätzlich zum GI noch der Begriff der glykämischen Last (GL) eingeführt. Zur Berechnung der glykämischen Last wird der glykämische Index mit der Kohlenhydratmenge einer Portion multipliziert. Eine Portion von 80 Gramm gekochten Karotten hat dann beispielsweise nur mehr eine glykämische Last von 3 im Vergleich zu einem glykämischen Index von 47. Die glykämische Last ist immer bezogen auf die jeweilige Portionsgröße. Eine doppelt so große Portion eines Lebensmittels hat dementsprechend auch eine doppelt so hohe glykämische Last. Als niedrig gilt eine glykämische Last, wenn sie unter 10 liegt. Von einer hohen glykämischen Last spricht man bei Werten über 20.

Einen generell hohen glykämischen Index und je nach verzehrter Menge auch eine hohe glykämische Last besitzen zuckerreiche Produkte und die meisten stärkehaltigen Lebensmittel wie Weiß- oder Vollkornmehl.

Die glykämische Last ist wesentliche Grundlage der LOGI-Methode gemäß Nicolai Worm (siehe Literatur), die zwar grundsätzlich auch den niedrigglykämischen Diäten zugerechnet werden kann, jedoch über deren Konzeptionen in entscheidenden Punkten hinausgeht. LOGI steht für „LOw Glycemic and Insulinemic" und soll ausdrücken, dass es unter der Diät sowohl zu flachen Blutzuckerkurven als auch geringen Insulinausschüttungen (und damit gleichfalls flachen Insulinspiegeln) kommt.

Im Zentrum der Diät steht die 4-stufige LOGI-Pyramide, die die Lebensmittel nach ihrer glykämischen Last und weiteren gesundheitlichen Aspekten (zum Beispiel dem Säure-Basen-Verhältnis, dem Energiegehalt und dem Ballaststoffanteil) einordnet.

Unter der LOGI-Methode sollen idealerweise jeden Tag fünf Obst- und Gemüseportionen verzehrt werden. Das optimale Energieverhältnis wird mit 20-30% der Kalorien aus Kohlenhydraten, 20-30% aus Proteinen und 50-60% aus Fetten angegeben. Die LOGI-Methode kann deshalb zu den kohlenhydratreduzierten Ernährungsformen gezählt werden. Im Vergleich zur typischen Ernährung in den Industrienationen ist sie reich an Ballaststoffen.

Bei korrekter Einhaltung ihrer Prinzipien soll die Ernährung der LOGI-Methode angeblich einen Basenüberschuss besitzen und sich damit positiv auf den Säure-Basen-Haushalt des Körpers auswirken. Begründet wird dies allerdings mit der meiner Meinung nach wenig stichhaltigen Basica- beziehungsweise Remer/Manz-Sicht zur Basenbildung im menschlichen Organismus (siehe die näheren Ausführungen in „Wie Übergewicht entsteht ... und wie man es wieder los wird").

Von Vertretern niedrigglykämischer Diäten wird behauptet, dass der regelmäßige und reichliche Konsum hochglykämischer Lebensmittel langfristig zu Unterzuckerungen, aber auch zu Insulinresistenz und Diabetes führen kann. Bei Kindern und Jugendlichen habe sich dies beispielsweise längst in der signifikanten Zunahme von Altersdiabetes (Typ-2-Diabetes) ausgedrückt.

In zahlreichen Studien konnten günstige Effekte von Low-Glycemic-Index-Diäten auf Stoffwechselerkrankungen belegt werden.

Die bisherigen Ausführungen konnten deutlich machen, dass zwischen kohlenhydratreduzierten und niedrigglykämischen Diäten auf der einen Seite und echten Low-Carb-Diäten auf der anderen Seite ein grundsätzlicher Konzeptionsunterschied besteht:

- Low-Glycemic-Index-Diäten sind vor allem bestrebt, den Blutzucker- und Insulinspiegel nicht zu stark schwanken zu lassen. In ihrem Zentrum steht somit der Kohlenhydratstoffwechsel, den es zu optimieren gilt.
- Kohlenhydratarme Diäten mit einer erheblichen Beschränkung der täglich aufzunehmenden Kohlenhydratmenge wie zum Beispiel die Atkins- oder ketogene Diät, führen dagegen auf lange Sicht zu einer fundamentalen zerebralen Stoffwechselumstellung, indem sie vor allem den Fettstoffwechsel ins Zentrum stellen. Der Kohlenhydratstoffwechsel hat bei ihnen eine eher unterstützende Funktion. Es ist dann oftmals nur noch von sekundärer Bedeutung, ob die wenigen täglich aufgenommenen Kohlenhydrate niedrigglykämisch sind oder nicht. Eine generell niedrige glykämische Last garantieren solche Diäten ohnehin.

Die genannten Unterschiede zwischen den beiden Ernährungskonzepten drücken sich in vielen Diätaspekten aus. Beispielsweise lautet eine Vorgabe der LOGI-Methode, mindestens fünf relativ ballaststoffreiche Obst- und Gemüsemahlzeiten pro Tag einzunehmen. Dies steht jedoch nicht nur im Widerspruch zur evolutionären Entwicklung des Menschen (unregelmäßiges Leben in der Wildnis), sondern auch zur im vorliegenden Text begründeten Voraussetzung jeglicher sinnvollen Übergewichtsvorbeugung, nämlich die Glukoseabhängigkeit des Gehirns zu reduzieren und es sukzessive wieder stärker an den Fettstoffwechsel anzuschließen, wie es bei unseren Vorfahren noch der Fall war.

Diäten, die dieser Voraussetzung nicht genügen, bleibt im Grunde nichts anderes übrig, als die Fetteinspeicherung zu verhindern. Sie sind dementsprechend entweder von vornherein kalorien- und fettarm (wie etwa bei Low-Fat), um das unmittelbare Einspeisen von Nahrungsfetten in die Fettdepots via Lymphsystem zu unterbinden, oder sie sind wie im vorliegenden Abschnitt „Low Glycemic und (!) Low Insulinemic“, damit es zu keiner umfangreichen Fettspeicherung über den Insulinmechanismus kommt. In beiden Fällen (fettarme Diät, Low-Glycemic-Index-Diät) kann ein solches Ziel nur durch das Vermeiden umfangreicher, kalorienreicher Mahlzeiten erreicht werden. Logischerweise lautet ihre Empfehlung, eher häufige und dafür kalorienärmere Mahlzeiten einzunehmen, deren Energien nicht zu schnell ins Blut fließen. Das Problem der unzureichenden Nutzung des bereits vorhandenen Körperfetts bleibt bei ihnen außen vor. Dafür haben sie dann andere Empfehlungen parat, insbesondere sich mehr und regelmäßiger zu bewegen.

Die obigen Ausführungen sollten vor allem die zentralen Wirkmechanismen der Low-Glycemic-Index-Diäten zur Reduzierung von Übergewicht offen legen. Diese bleiben nämlich üblicherweise weitestgehend im Dunklen. Aus diesem Grund können die Diäten auch alle in Konkurrenz zueinander existieren und jeweils behaupten, nur sie seien in der Lage, Übergewicht effizient zu reduzieren.

Gemeinsam ist allen Low-Glycemic-Index-Diäten, dass sie das Adipositasproblem primär von der Fettspeicherung und weniger von der Fettmobilisierung und -nutzung her angehen, ferner, dass sie dem inneren (automatischen) Mechanismus des Körpers (dem „Autopiloten“) zur Herstellung einer ausgeglichenen Energiebilanz misstrauen. An seiner Stelle propagieren sie eine wie auch immer geartete „Handsteuerung“, bei der es eine Vielzahl von Regeln zu beachten gilt, zum Beispiel fünfmal am Tag eine Obst- oder Gemüseportion einzunehmen.

Unabhängig davon kann es natürlich Sinn machen, – je nach persönlichen Präferenzen – den einen oder anderen Aspekt von Low-Glycemic-Index-Diäten in das eigene Ernährungsprogramm zu übernehmen, wenn eine solche Diät nicht ohnehin schon die Ernährungsweise der Wahl ist. Aus den genannten Gründen bevorzuge ich beispielsweise Spiegeleier mit in Butter-, Kokosöl oder Schweineschmalz gegarten Bratkartoffeln gegenüber weich gekochten Eiern an butterfreien Pellkartoffeln. Zu Weihnachten bei meiner Mutter lasse ich mein Stück Obstkuchen regelmäßig unter einer Haube Schlagsahne verschwinden, bis nichts mehr von ihm zu sehen ist.

„Lecker, doch sehr ungesund!“, werden Sie jetzt vielleicht sagen. Nein, solange es dieses Stück in der Folgezeit dann nicht jeden zweiten Tag gibt und es Ihnen weiterhin gelingt, Ihr Gehirn – zum Beispiel durch eingelegte (Kohlenhydrat-)Fastentage (siehe dazu die Ausführungen im Abschnitt *Fastentage* auf Seite 69) – ketolysefähig zu halten, ist all das eben nicht ungesund.

Nun gebe ich allerdings gerne zu, dass die meisten kohlenhydratabhängigen Personen, deren Gehirn ausschließlich vom Energieträger Glukose lebt, erst nach vielen Jahren der Umstellung zu einer solch relaxen Haltung in der Lage sind. In den ersten Jahren wird man im Allgemeinen sehr diszipliniert sein müssen, um Rückfälle zu vermeiden. Das war bei mir nicht anders. Möglicherweise hatte ich jedoch den Vorteil, Schwerstmigräniker zu sein. An Disziplin mangelt es den meisten Migränekranken nämlich nicht.

6.1.6 Heilfasten

Beim Heilfasten handelt es sich um eine kurzzeitige Heilmaßnahme und keinesfalls um eine Ernährungsmaßnahme. Ähnlich wie bei der Darmsanierung (etwa im Rahmen einer F.-X.-Mayr-Kur) besteht kein echtes Langzeitkonzept. Im Allgemeinen werden die Anwender nach Beendigung der Heilmaßnahmen wieder schrittweise zu einer „gesunden“ ausgewogenen Ernährung zurückgeführt, obwohl es möglicherweise gerade die „gesunde“ ausgewogene Ernährung war, die die zu behandelnden gesundheitlichen Probleme verursacht hatte.

Betrachtet man das Heilfasten einmal vom Energiestoffwechsel her, dann lässt sich vor allem eine gravierende Stoffwechselumstellung feststellen: Das Erste, was sehr bald nach Fastenbeginn eintritt, ist die Ketose, das heißt, genau die Stoffwechsellage, die in der ketogenen Ernährung bei Epilepsie ausgenutzt wird. Wenig später beginnt das Gehirn, die notwendigen Enzyme zur Nutzung von Ketonkörpern aufzubauen (das heißt, die Ketolysefähigkeit wieder herzustellen). Spätestens am fünften Tag einer Fastenkur ist es dann so weit, dass der größte Teil der Energiegewinnung des Gehirns über die Verwertung von Ketonkörpern erfolgt. Mit anderen Worten: Ab diesem Zeitpunkt basiert die zerebrale Energieversorgung des Fastenden primär auf dem Fettstoffwechsel (Batteriebetrieb), wodurch es zu einer vollen Nutzung der bei der Lipolyse mobilisierten Fette kommen kann.

Bevor die Ketolysefähigkeit des Gehirns nach mehreren Fastentagen schließlich ausreichend reaktiviert ist, leidet der Fastende in der Regel unter deutlichen Unterzuckerungssymptomen, begleitet von hohen Stresshormonleveln an Adrenalin und Cortisol und einer auf Hochtouren laufenden Glukoneogenese. In dieser Phase besteht ein erhöhtes Risiko für zerebrale Ausfallerscheinungen, Angstsymptome, depressive Verstimmungen, Kopfschmerzen, Migräne, epileptische Anfälle etc.

Befürworter der Heilmethode behaupten gerne, dass das Heilfasten sogenannte „Schlacken“ aus dem Körper entferne und deshalb nicht nur die Gesundheit, sondern auch die Langlebigkeit fördere. Schulmediziner halten dem entgegen, dass es solche Schlacken im Körper nicht gebe beziehungsweise sich solche bislang nie haben nachweisen lassen.

Dies könnte sich möglicherweise bald ändern. Denn mittlerweile ist sich die Forschung sicher, dass nicht-funktionelle, zerstörte „Junk“-Proteine im Alterungsprozess der Zelle eine wichtige Rolle spielen. Offenkundig wird die Zelle durch eine zunehmende Zahl an Junk-Proteinen regelrecht „verschlackt“.

Daneben wurde ein Prozess mit dem Namen Chaperone-mediated Autophagy (CMA) – einem der drei Teilprozesse der sogenannten Autophagozytose, des Selbstabbaus der Zelle – entdeckt, der in der Lage ist, einen erheblichen Teil der funktionslosen und zerstörten Proteine aus den Zellkernen zu entfernen. Chaperone-mediated Autophagy schwächt sich mit dem Alter zunehmend ab beziehungsweise lässt in seiner Effizienz nach. Einige Forscher sehen darin eine wesentliche Ursache für den Alterungsprozess. Der genaue Zusammenhang zur Alzheimerkrankheit und den für ihren Verlauf eine wesentliche Rolle spielenden Proteinschlacken (Beta-Amyloid) wird in der Medizin noch diskutiert.

Allerdings konnte beobachtet werden, dass sich der CMA-Prozess während längerer Hungerphasen und bei oxidativem Stress verstärkt. Schließlich wurde festgestellt, dass Ketonkörper den Chaperone-mediated Autophagy-Prozess ankurbeln können.

Daraus kann insgesamt gefolgert werden, dass

- es zelluläre Schlacken in Form von zerstörten Proteinen gibt,
- Fasten in der Lage ist, die Schlacken verstärkt aus den Zellen zu entfernen (über eine Aktivierung der Chaperone-mediated Autophagy) und

- die Aktivierung der Chaperone-mediated Autophagy durch Ketonkörper verstärkt wird.

Mit anderen Worten: Fasten entschlackt offenkundig tatsächlich die Zellen, jede andere Diät mit ketogenen Phasen allerdings wohl auch.

Fasten hat aber möglicherweise noch eine weitere Wirkung, die über die eigentliche Fastenzeit weit hinausreichen kann: Es reaktiviert nämlich, wie bereits beschrieben, die Ketolysefähigkeit des Gehirns.

Leider scheint es bislang keinerlei Untersuchungen darüber zu geben, wie lange eine solche Reaktivierung nach Beendigung einer ketogenen Phase und der Rückkehr zu einer kohlenhydrat- und kalorienreichen Ernährung bestehen bleibt.

Berichtete Langzeiterfolge nach Beendigung einer Fastenkur oder einer ketogenen Diät lassen aber vermuten, dass die unmittelbare oder zumindest umgehend wiederherstellbare Ketolysefähigkeit des Gehirns nach einer mehrwöchigen ketogenen Phase durchaus noch für mehrere Monate erhalten bleiben kann. Möglicherweise ist darin auch der eigentliche Sinn (und positive gesundheitliche Effekt) der in vielen Kulturen anzutreffenden religiösen Fastenriten zu suchen.

6.1.7 Fastentage

Ist die Ketolysefähigkeit des Gehirns (das heißt, dessen Fähigkeit, Fettabbauprodukte zur Energiegewinnung zu nutzen) einmal erreicht und in einem vergleichsweise stabilen Zustand, kann sie durch eingelegte Fastentage stets wieder sehr leicht zur vollen Leistungsfähigkeit reaktiviert werden. Denkbare Optionen sind:

- Kohlenhydratfastentage (ketogene Tage): Es werden – ähnlich wie bei Atkins Phase I oder der ketogenen Diät – keine oder nur sehr wenige Kohlenhydrate pro Tag verzehrt. Das Kohlenhydratfasten kann einen oder mehrere Tage andauern.

- Echte Fastenzeiten: Es werden 12, 18, 24 Stunden oder länger („Null-Diät"-Tage; intermittierendes Fasten) überhaupt keine Kalorien aufgenommen, indem Sie beispielsweise gelegentlich das Abendessen (Dinner Cancelling) oder Frühstück auslassen.

  Beim intermittierenden Fasten wechseln sich Phasen ohne Kalorienaufnahme mit Zeitabschnitten, in denen Sie sich normal ernähren, ab. Ein häufig praktiziertes Muster ist der tägliche Wechsel: Auf einen

Fastentag folgt ein Tag mit normaler Ernährung. Allerdings sind auch andere regelmäßige Muster (zum Beispiel ein Fastentag auf 6 Tage mit normaler Ernährung) im Gebrauch und durchaus sinnvoll.

- Unterkalorische Tage: Es wird sich einen oder mehrere Tage lang deutlich unterkalorisch (geringere Kalorienaufnahme als der normale Tagesbedarf) und kohlenhydratarm ernährt.

  Zu beachten ist allerdings: Unterkalorisch allein dürfte in den meisten Fällen nicht reichen. Wer beispielsweise im Rahmen einer Low-Fat-Diät (mit reichlich vielen Kohlenhydraten in den Mahlzeiten) wochenlang nur 1.000 Kcal oder weniger pro Tag zu sich nimmt, wird keineswegs für ein Training beziehungsweise eine Reaktivierung der Ketolysefähigkeit seines Gehirns sorgen. Hierdurch wird jedoch ein lang anhaltender Diäterfolg (insbesondere über das Diätende hinaus) äußerst fraglich. Grundsätzlich kann gesagt werden: Auf lange Sicht lässt sich Gewicht eher durch das Einlegen gelegentlicher Fastentage („Null-Diät-Tage) beziehungsweise ketogener Tage als durch das Einstreuen von FDH-Wochen erreichen.

Ich selbst lege immer wieder Kohlenhydratfastentage ein. Daneben bieten sich in meinem Alltag genügend Gelegenheiten, einmal ganz zwanglos über mehr als 12 Stunden keine kalorische Nahrung einzunehmen.

Es sei noch einmal daran erinnert, dass es sich bei den hier vorgestellten Fastenoptionen primär um Trainingsmaßnahmen zur Aufrechterhaltung eines einmal erreichten Zustands handelt. Für Personen, deren Gehirn noch vollständig glukoseabhängig ist, machen die genannten Fastenmaßnahmen hingegen nur wenig Sinn.

6.1.8 Was tun?

Was ich Ihnen in diesem Abschnitt erkläre und vorschlage, hat nichts mit Kreuzworträtseln, Vokabeln lernen, Schachspielen, Musizieren, Jonglieren, Gehirnjogging oder sonstigen Lernmaßnahmen zu tun. Ich komme auf solche Themen noch in einem späteren Kapitel zu sprechen, werde sie allerdings auch dort nur kurz anreißen, zumal es dazu reichlich Spezialliteratur und ausgefuchste Computersoftware gibt. Im Sinne der hier vorgetragenen Theorie handelt es sich bei ihnen eher um aufbauende Maßnahmen, die ohne die nun folgenden Basisempfehlungen nur bedingt Sinn machen.

Entsprechend geht es in diesem Abschnitt auch nicht um das Einüben von irgendwelchen mentalen Fertigkeiten, sondern um das Trainieren Ihres

Gehirnstoffwechsels, der – wie die bisherige Analyse ergab – bei üblicher Zivilisationskost dazu tendiert, zu degenerieren, sodass Ihr Gehirn am Ende ausschließlich mit dem schwächlichen Betriebsstoff Glukose vorlieb nehmen muss, anstatt vom leistungsfähigeren und viel energiereicheren Fettstoffwechsel zu partizipieren, wie es in der Altsteinzeit noch stets der Fall war.

Die Angelegenheit lässt sich durchaus mit der Wirkungsweise der Anabolen Diät im Bodybuilding vergleichen, deren Grundprinzipien in einem separaten Abschnitt erläutert wurden. Auch unter deren Anwendung gilt weiterhin, dass Bodybuilder regelmäßig Gewichte und Hanteln stemmen müssen, um kräftigere und imposantere Muskeln zu bekommen. Anstrengung ist und bleibt somit unerlässlich. Das ist beim „Brainbuilding" letztlich kein bisschen anders: Sie werden – seltene Spezialbegabungen einmal ausgenommen – nur dann Ihre Klavierspielkompetenzen behalten oder gar verbessern können, wenn Sie regelmäßig Etüden üben, mit anderen Worten, wenn Sie immer wieder trainieren und lernen.

Einige ganz besonders clevere Bodybuilder machten allerdings irgendwann einmal die Entdeckung, dass zumindest bei einem Großteil der Kraftsportler ein merkwürdiges zusätzliches Problem vorlag, das einer Erklärung bedurfte: Ihre Muskeln bauten sich nicht so schnell und kraftvoll auf, wie es angesichts ihres täglichen Trainingspensums eigentlich zu erwarten war. Den Grund dafür fanden sie in den Tiefen des menschlichen Stoffwechsels: All das, was sie sich täglich antrainierten, führte in der nächtlichen Ruhephase nicht – wie zu erwarten – zu einer Kräftigung und zum Aufbau der Muskeln, sondern zu deren Abbau und Schwächung. Salopp gesagt wurden die mühsam antrainierten Muskeln durch die nächtliche Glukoneogenese, die vorrangig dazu diente, ihr glukosehungriges Gehirn per Eiweißverzuckerung fortwährend mit Energie zu versorgen, geradewegs wieder aufgefressen. Als Lösung des Problems entwickelten sie die Anabole Diät.

Ganz entsprechend sieht es in unserem Fall aus: Sie können noch so viele Vokabeln lernen, wie Sie wollen: Wenn Sie Ihr Gehirn ausschließlich mit Glukose betreiben und es dadurch häufigen gravierenden Energieschwankungen aussetzen – die sich bei Stress, Diabetes und einigen anderen Stoffwechselstörungen sowohl in der Häufigkeit als auch der Intensität noch verstärken dürften –, dann machen Sie sich einen Großteil der positiven Effekte Ihrer gut gemeinten geistigen Anstrengungen postwendend wieder zunichte. Glücklicherweise lässt sich das weitestgehend verhindern, und zwar auf eine ganz ähnliche Weise, wie es die offenbar besonders ausgeschlafenen Jungs mit den dicken Muskeln schon lange vor den Geistesakrobaten herausgefunden haben.

Meine Empfehlungen zur Verbesserung und Harmonisierung Ihres Gehirnstoffwechsels lauten:

- *Phase 1: Aufbau*

  Beginnen Sie das Stoffwechseltraining Ihres Gehirns mit einer ketogenen Phase (der sogenannten *Aufbauphase*) von mindestens fünf bis sieben Tage Dauer. Es spielt dabei keine Rolle, ob Sie sich für die Atkins-Diät Phase I, die ketogene Diät, einen Diätplan gemäß der Anabolen Diät, ein ketogenes vegetarisches Programm, das Ihnen im Internet aufgefallen ist, oder für Ihren eigenen Freestyle entscheiden: Wichtig ist vor allem, dass Sie in der gesamten Zeit unter 30 Gramm Kohlenhydrate pro Tag bleiben. Alterativ dazu könnten Sie auch eine Woche lang Heilfasten (möglichst organisiert). Allerdings halte ich diesen Weg für den beschwerlicheren.

  Sollten Sie sich gegen das Heilfasten entscheiden, dann würden die folgenden weiteren Empfehlungen zum Tragen kommen:

  Versuchen Sie in der Zeit nach Möglichkeit nicht auch noch gleichzeitig zu hungern. Gehen Sie Ihrem Hungergefühl nach (zu Beginn ist sogar mit einem ausgesprochenen Heißhunger zu rechnen). Essen Sie sich satt, meinetwegen, indem Sie sich die Mortadella-Scheiben geradewegs im Dutzend „reinziehen". Sie können ganz unbesorgt sein: Der Hunger wird sich im Allgemeinen bereits nach ganz wenigen Tagen wieder deutlich reduzieren und normalisieren.

  Sparen Sie auf gar keinen Fall beim Fett, Ihr Organismus braucht es jetzt. Legen Sie eher beim Fett als bei den Proteinen zu!

  Bevorzugen Sie Speisen, die Sie mögen und von denen Sie wissen, dass Sie sie recht gut vertragen (wenn Sie von bestimmten Speisen bekanntermaßen leicht Kopfschmerzen oder Migräne bekommen, dann wählen Sie lieber andere Lebensmittel und Gerichte).

  Sollten Sie Ovo-Lakto-Vegetarier sein (und folglich auch Eier und Milchprodukte verzehren), dann machen Sie sich bei Heißhunger beispielsweise ein paar Rühreier in ordentlich Butter, Sahne oder meinetwegen auch gutem Bio-Kokosöl, essen ein wenig Käse mit zusätzlichem Butteraufstrich oder machen sich etwas Gemüse in viel Butter oder Kokosöl gegart. Der gewohnte schnelle Energieriegel, das Stück

Schokolade, der Puddingbecher oder das Glas Cola sind in der Zeit absolut tabu!

Ferner: Seien Sie darauf gefasst, dass es zu Nebenwirkungen (wie Sie beispielsweise im Abschnitt über die ketogene Diät erwähnt wurden) kommen kann. Sollten Sie beispielsweise unter Migräne leiden, dann können sich in dieser Phase verstärkt Migräneattacken und sonstige Kopfschmerzen bemerkbar machen, da Sie Ihrem Gehirn genau den Betriebsstoff aus der Nahrung entziehen, auf den es bislang allein angewiesen war. Bereiten Sie sich also auf jeden Fall gut vor. Machen Sie sich klar, dass es in der Phase gewissermaßen um einen Entzug geht, der mit starken Nebenwirkungen verbunden sein kann.

Führen Sie die ketogene Phase deshalb nicht mitten im allergrößten Stress durch, etwa während eines Umzugs oder wenn Sie beruflich ganz besonders stark unter Termindruck stehen. Vermeiden Sie nach Möglichkeit jeden weiteren größeren äußeren Stress. Ihr Organismus hat in der Zeit bereits genug mit seinem innerem Stress (bedingt durch die Stoffwechselumstellung) zu tun.

Überwachen Sie die sich in dieser Phase üblicherweise recht bald einstellende Ketose regelmäßig mit Ketostix-Teststreifen aus der Apotheke. Behalten Sie dabei aber auch im Hinterkopf, dass negative Ergebnisse (keine Färbung der Teststreifen = keine Ausscheidung von Ketonen) nicht zwingend gegen eine Ketose sprechen müssen, wie ich es an anderer Stelle bereits erläuterte.

Schließlich: Beachten Sie die Warnhinweise zu bestehenden Erkrankungen (zum Beispiel Diabetes, unzureichende Nierenfunktionen etc.), wie sie unter anderem im Abschnitt über die ketogene Diät angeführt wurden. Fragen Sie vor der Durchführung der Maßnahme sicherheitshalber noch einmal Ihren Arzt, ob Sie seiner Meinung nach gesund genug sind, um etwa eine Atkins-Diät durchführen zu können.

- *Phase 2: Stabilisierung*

  In dieser Phase (der sogenannten *Stabilisierungsphase*) geht es darum, Ihr Gehirn stärker an die zurückgewonnene Ketolysefunktion zu gewöhnen und sie gleichzeitig weiter zu stabilisieren, sodass sie nicht so bald wieder verloren geht.

  Während der Stabilisierung sollten Sie sich an allen sieben Tagen in der Woche grundsätzlich eher kohlenhydratarm ernähren (etwa gemäß

LOGI, GLYX, Lutz etc.). Allerdings ist weiterhin an mindestens jedem zweiten Tag ein ketogener (Aufbau) Tag gemäß Phase 1 einzulegen.

Ich empfehle, die Stabilisierungsphase mindestens einen Monat durchzuhalten.

- *Phase 3: Erhaltung*

  Ziel der sogenannten *Erhaltungsphase* ist – wie der Name schon andeutet – der lebenslängliche Erhalt der Ketolysefähigkeit Ihres Gehirns (das heißt, seines Anschlusses an den Fettstoffwechsel). Im Grunde können Sie ab jetzt wieder wie gewohnt essen. Allerdings: Sie sollten dabei mindestens einen ketogenen (Aufbau) Tag pro Woche einlegen, noch besser sind zumindest im ersten Jahr zwei.

  Es empfiehlt sich, ausgesprochene Genuss- und Süßspeisen (zum Beispiel der obligatorische Kuchen bei einer Geburtstagseinladung) auf höchstens zwei Tage pro Woche zu beschränken. Verzehren Sie – ganz ähnlich wie es bei der Dukan-Diät angeraten wird – die kohlenhydratreichen Genussspeisen lieber zeitlich zusammenhängend (innerhalb weniger Stunden) statt über den ganzen Tag verteilt und nach Möglichkeit nicht auch noch in den Abendstunden vor dem zu Bett gehen (seltene Ausnahmen sind hingegen erlaubt). Nach einem solchen Genusstag sollten Sie baldmöglichst einen weiteren ketogenen (Aufbau) Tag einlegen, um für einen raschen Ausgleich zu sorgen.

  Gewöhnen Sie sich ganz allgemein eine eher gesunde und natürliche Ernährungsweise an (siehe dazu die Empfehlungen im folgenden Abschnitt). Versuchen Sie sich beispielsweise auch an den nichtketogenen Tagen der Stabilisierungsphase eher kohlenhydratarm (zum Beispiel gemäß LOGI, GLYX, Lutz etc.) zu ernähren und lediglich an den Genusstagen davon abzuweichen. Verzichten Sie insbesondere weitestgehend auf gezuckerte, kalorische Getränke. Trinken Sie solche Limonaden auf gar keinen Fall an sieben Tagen in der Woche. Wenn Sie in der Hinsicht jedoch einmal „gesündigt“ haben, dann sollten Sie baldmöglichst wieder für einen Ausgleich sorgen, indem Sie einen weiteren ketogenen (Aufbau) Tag einlegen.

Wie Sie vermutlich selbst festgestellt haben, orientiert sich die obige Methode zur Wiedererlangung der Ketolysefähigkeit des Gehirns (beziehungsweise zum Wiederanschluss des Gehirns an den Fettstoffwechsel) in vielen Aspekten an der Dukan-Diät. Dies heißt nun aber nicht, dass ich Ihnen damit unbedingt die Dukan-Diät nahelegen möchte oder sie insgesamt für die beste aller denkbaren Diäten halte. Weit gefehlt. Es geht hierbei ausschließlich um die Beschreibung eines weitestgehend zuverlässigen Verfahrens zur Wiedererlangung der Ketolysefähigkeit des Gehirns. Und in diesem Punkt bin ich dann allerdings sehr wohl der Meinung, dass dies von der Dukan-Diät deutlich besser und zielgerichteter gelöst wurde als von jedem anderen mir bislang bekannten Ernährungsprogramm. Dukan scheint bei der von ihm propagierten Methodik sehr viel Wert auf die Vermeidung spontaner Diätrückfälle und Jojo-Effekte gelegt zu haben. Für den „Kenner" der zugrunde liegenden Stoffwechselmechanismen ist es jedoch mehr als offensichtlich, dass er dies über die Stabilisierung des Gehirnstoffwechsels (beziehungsweise dessen fortwährenden Anschluss an den Fettstoffwechsel) zu erreichen versucht.

Ganz unabhängig davon war ich schon immer der Auffassung, dass es wenig Sinn macht, das Rad neu zu erfinden, wenn es andere bereits getan haben. Insoweit gehöre ich eher zu den Personen, die dazu neigen, vorhandene gute Lösungen zu nutzen und weiterzuempfehlen, anstatt sie allein schon deshalb madigzumachen, weil man sie nicht selbst erfunden hat.

Sie können die angestrebte Ketolysefähigkeit des Gehirns jedoch gegebenenfalls auch auf ganz andere Weise erreichen. In der Literatur wird beispielsweise auf einen Artikel des Mediziners R. Scott Strahlman hingewiesen, in dem dieser sich darüber wundert, wieso seine seit vielen Jahren unter chronischer Migräne leidende Ehefrau nach einer wochenlangen Ketosephase im Rahmen einer Diät zur Reduzierung ihres erheblichen Übergewichts selbst mehr als ein Jahr nach der Behandlung und trotz Wiederaufnahme ihrer gewohnten Ernährungsweise noch immer völlig migränefrei war, sodass er folgerichtigerweise die Frage stellt, ob eine Ketose Migränekranken helfen und Migräne eventuell sogar heilen kann („Can Ketosis Help Migraine Sufferers?"). Die korrekte Antwort darauf lautet meiner Meinung nach – Sie werden es sicherlich schon erahnt haben: Nein, Ketose kann Migränikern nicht dauerhaft helfen, denn sie dauert tatsächlich nur so lange an, wie ihr Zustand währt. Was dagegen tatsächlich hilft, ist die Rückerlangung der Ketolysefähigkeit, da sie vom Gehirn selbst nach der Beendigung einer längeren Ketosephase noch recht lange aufrechterhalten wird.

Mir sind beispielsweise Personen bekannt, die einmal pro Jahr – ähnlich wie bei den religiösen Fastenriten – eine mehrwöchige Fastenzeit durchführen, und damit Effekte erzielen, wie ich sie auch von mir kenne. So scheinen sie selbst bei längeren stressreichen Situationen auf keine zusätzliche Nahrungsaufnahme angewiesen zu sein. Sie bleiben dann meist so ruhig und konzentriert wie immer. Das spricht dafür, dass auch bei ihnen die gesamte von ihrem Organismus benötigte Energie – einschließlich die für ihr Gehirn – weiterhin aus ihrer Körperbatterie, das heißt, primär aus den Fettdepots kommt.

Nun ist allerdings denkbar, dass solche Fastenzeiten mit Verhaltensänderungen einhergehen, die praktisch ganz automatisch für eine verlängernde Wirkung der mit der Fastenzeit erworbenen Stoffwechselfunktionen sorgen. Wenn einem beispielsweise plötzlich auffällt, dass man nicht ständig etwas zu sich nehmen muss, um anstehende Aufgaben erledigen zu können, macht man vielleicht zunächst gern schnell noch dies und das, bevor es wieder in aller Ruhe zum Essen geht (ein weiterer Vorteil übrigens: man muss nicht mehr unter Stress essen), so kenne ich es jedenfalls von mir. Auf diese Weise kann sich eine einmal erreichte Ketolysefähigkeit von ganz allein über einen längeren Zeitraum festigen, um sich vielleicht erst nach etlichen Monaten wieder abzuschwächen.

Was ich damit sagen will: Sie müssen sich nicht sklavisch an das von mir weiter oben beschriebene Verfahren halten. Auch andere Wege führen bekanntlich nach Rom.

Wie Sie unschwer erkennen konnten, handelt es sich bei den in diesem Abschnitt empfohlenen Maßnahmen um ein Training, allerdings weder um ein sportliches Training zur Stärkung Ihrer Muskeln oder Ihres Kreislaufs noch um ein geistiges Training zur Verbesserung Ihrer mentalen Fähigkeiten, sondern um ein Training zur Stärkung Ihres Gehirnstoffwechsels.

Doch worin soll der prinzipielle Unterschied zwischen den verschiedenen Trainingsarten bestehen? Warum soll es beispielsweise gut sein, 5 km am Stück oder gar einen ganzen Marathon laufen zu können, jedoch angeblich nicht, tageweise einmal auf (fast) alle Kohlenhydrate oder gar auf jegliche kalorische Nahrung verzichten zu können? Wieso soll das eine zur körperlichen Fitness gehören, das andere aber nicht? Und warum soll man Muskeln und Kreislauf regelmäßig trainieren, den Gehirnstoffwechsel jedoch nicht? Und schließlich: Wieso soll Ersteres gesund sein und gute Laune machen, Letzteres aber nicht? Aus meiner persönlichen Sicht ist das Laufen anstrengend, zeitaufwendig und lästig (vor allem, wenn es gerade mal wieder regnen sollte), das Kohlenhydratfasten hingegen leicht und locker. Ich erlebe es nicht einmal als Verzicht, sondern eher als eine Bereicherung meiner Lebensqualität und des subjektiven Empfindens. Ich fühle mich an den Tagen meist ganz besonders wohl, leicht, leistungsfähig und unbelastet.

Warum also sollte es irgendwann nicht einmal genauso selbstverständlich sein, den Menschen das tägliche Trainieren ihres Gehirnstoffwechsels zu lehren und anzuraten, so wie man ihnen heute empfiehlt, sich sportlich zu ertüchtigen oder ihren Geist zu trainieren? Prinzipiell besteht überhaupt kein Unterschied. Und träumen darf man ja wohl noch, oder?

Denn dass sich mit den in diesem Abschnitt vorgestellten Verhaltensmaßnahmen, die weitestgehend zum intermittierenden Fasten (siehe den Abschnitt *Fastentage* auf Seite 69) gezählt werden können, langfristige vorteilhafte gesundheitliche Effekte erzielen lassen, legen auch diverse wissenschaftliche Untersuchungen nahe. Beispielsweise konnten in einigen Studien lebensverlängernde Wirkungen von intermittierenden Fastenprogrammen (und von Kalorienrestriktionen) bei Ratten nachgewiesen werden (siehe Carlson in der Literatur). Besonders stark schienen die Effekte dann zu sein, wenn die Tiere nur an zwei von drei Tagen Nahrung erhielten. Andere Tierversuche mit solchen Diäten belegten darüber hinaus eine gehirnschützende Wirkung (siehe Mitchell in der Literatur) und positive Effekte bei Alzheimer (siehe Halagappa in der Literatur). Gegenüber der Kalorienrestriktion zeichnete sich das intermittierende Fasten vor allem durch wesentliche höhere Blutkonzentrationen von Ketonkörpern aus (siehe Maalouf in der Literatur).

Vieles spricht dafür, dass sich die Resultate auch auf den Menschen übertragen lassen (siehe Rensing in der Literatur), zumal intermittierendes Fasten und tageweise unterkalorische Nahrung zu den natürlichen Lebensbedingungen der Menschen in ursprünglichen Wildbeutergesellschaften gehörte (siehe Zimmet in der Literatur).

Sollten die Analysen und Thesen des Buchs also richtig sein, dann besitzen die vorgeschlagenen Stoffwechseltrainingsmaßnahmen ein ganz erhebliches Einsparungspotenzial im gesamten Gesundheitssystem, von der potenziellen deutlichen Verbesserung der Lebensqualität eines Großteils der Bevölkerung einmal ganz abgesehen.

6.2 Sonstige Ernährungsmaßnahmen

6.2.1 Grundsätzliches

In diesem Abschnitt werden weitere mögliche Diätmaßnahmen zur Vermeidung von langfristigen Gehirnschädigungen beziehungsweise umgekehrt zur Stärkung der Leistungsfähigkeit Ihres Gehirns vorgestellt. Sie haben gegenüber den Empfehlungen des vorangegangenen Kapitels einen unterstützenden Charakter.

Ich beginne mit Dingen, die generell zu beachten sind, die also gewissermaßen grundsätzlicher Art sind. Dazu gehört:

- Meiden Sie nach Möglichkeit alle zuckerhaltigen Speisen und Getränke und alle sonstigen Lebensmittel mit leicht resorbierbaren Kohlenhydraten (Mehlspeisen etc.). Für Süßstoffe enthaltende Lebensmittel gilt das Gleiche.
- Meiden Sie Lebensmittel und Gerichte, nach deren Genuss Sie sehr müde werden, denn sie lösen bei Ihnen ungünstige Stoffwechselreaktionen aus.
- Meiden Sie Lebensmittel, gegen die Sie einen unbewussten Widerwillen oder gar Ekel verspüren. Sie sind zumindest zu dem Zeitpunkt für Sie nicht gesund, und sie werden es auch nicht dadurch, dass einige Studien in ihnen Nährstoffe mit angeblich günstigen gesundheitlichen Wirkungen ausgemacht haben wollen. Rohe Austern beispielsweise werden nicht allein dadurch bekömmlich, dass sie gemäß Studien einen überragend hohen Zinkanteil besitzen. Allerdings ist es durchaus möglich, sich vorsichtig an neue Lebensmittel heranzuwagen, sodass sich in der Folge auch der persönliche Geschmack und die Ernährungsgewohnheiten ändern.
- Meiden Sie nach Möglichkeit Lebensmittel mit problematischen Lebensmittelzusätzen wie Glutamat, Süßstoffe, Konservierungsstoffe usw. Solche Zusätze können unerwünschte Stoffwechselreaktionen in Ihrem Gehirn (und auch sonst im Organismus) verursachen.
- Essen Sie möglichst naturbelassen. Selbst Bio-Schokolade ist ein reines Kunstprodukt, zu dessen Herstellung es aufwendiger Fermentierungsprozesse bedarf. Je natürlicher ein Lebensmittel ist, desto besser.

- Meiden Sie vor allem zuckerreiche Getränke. Auch bei kalorischen Getränken handelt es sich schließlich um Nahrung! Und: Solche Getränke können – mehrfach täglich konsumiert – die Glukoseabhängigkeit Ihres Gehirns regelrecht zementieren. Viele jüngere Menschen missbrauchen Softdrinks als „Glukose-Tropf".

- Kaufen Sie nicht unbedingt süße Getränke und Speisen auf Vorrat (zum Beispiel etliche große Eisportionen für die Tiefkühltruhe), vor allem dann nicht, wenn Sie alleine leben. Denn solange Ihr Gehirn glukosesüchtig ist, haben einfach zugängliche Kohlenhydratvorräte die Neigung, sich rasch zu verbrauchen.

- Je später ein Lebensmittel in der Evolution Teil der menschlichen Nahrung geworden ist, desto problematischer kann es für Sie sein, insbesondere dann, wenn es heute zu den Grundnahrungsmitteln gehört und im Allgemeinen täglich und in Mengen zu sich genommen wird. Im Blickpunkt stehen hier an erster Stelle Zucker, Milch- und Getreideprodukte, die vielen Menschen Probleme bereiten (Zuckersucht, Laktoseintoleranz, Zöliakie etc.). Das heißt nun aber nicht, dass Sie solche Lebensmittel in Zukunft meiden müssen. Das empfehle ich generell nur, wenn Sie allergisch darauf reagieren. Die Aussage ist eher: Werfen Sie einmal einen kritischen Blick auf solche Lebensmittel, und machen Sie sie nicht unbedingt zu Ihrem alles beherrschenden Grundnahrungsmittel.

- Viele Menschen vertragen Rohkost nur ungenügend, da ihre Verdauungsorgane nicht leistungsfähig genug dafür sind. Essen Sie Rohkost deshalb besser nur gelegentlich (nicht täglich) oder in kleineren Portionen (zum Beispiel als bescheidene Vorspeise oder Beilage). Auch können rohe Speisen Toxine enthalten, die Ihrem Gehirn schaden könnten.

- Die gleiche Aussage gilt für Vollkornprodukte und generell für alle sehr ballaststoffreichen Lebensmittel.

- Trinken Sie weder zu viel noch zu wenig. Hören Sie auf Ihr Durstgefühl. Achten Sie beim Trinken auch auf den Natriumhaushalt. Mehrere Liter natriumarmes Wasser pro Tag sind definitiv nicht zu empfehlen. Eine sogenannte Hyperhydration kann zu Hirnfunktionsstörungen und Hirnödemen führen.

- Ernähren Sie sich weder fettarm noch über einen längeren Zeitraum in einer Weise unterkalorisch, bei der Sie ständig Hunger haben. Von solchen Diäten ist dringend abzuraten.

Bei den genannten Punkten handelt es sich mehrheitlich um Kann-Bedingungen: Sie können für Sie relevant sein, müssen es aber nicht. Und: Viele potenzielle Nebenwirkungen können Sie durch gezielte Unregelmäßigkeiten abmildern bis vermeiden. In diesem Sinne ist auch das häufige Wort „möglichst" zu verstehen. Wenn Sie beispielsweise sonntags bei Freunden zu Kaffee und Kuchen eingeladen sind, dann besteht keine zwingende Notwendigkeit, sich nun als Spaßbremse hervorzutun (jedenfalls, wenn Sie schon ein wenig länger gemäß den hier beschriebenen Prinzipien leben), indem Sie etwa durch Ihren demonstrativen Verzicht auf die Torte auch allen anderen den Kuchengenuss verleiden. Essen Sie ohne schlechtes Gewissen ein Stück Kuchen mit. Und dann nehmen Sie sich vor, sich in den nächsten Tagen etwas rigoroser bei den Kohlenhydraten zurückzuhalten.

6.2.2 Günstige („gesunde") Lebensmittel

Im Internet und in der Literatur (siehe zum Beispiel Reder im Literaturverzeichnis) werden immer wieder Lebensmittel genannt, mit denen sich – bei regelmäßigem Genuss – das Risiko, an Demenz zu erkranken, angeblich signifikant reduzieren lässt. Gestützt wird sich dabei zumeist auf epidemiologische Studien, die entsprechende Ergebnisse hervorgebracht haben sollen. Allerdings sind die daraus gezogenen Schlussfolgerungen für gewöhnlich mit großer Vorsicht zu genießen, da der verstärkte Konsum ganz bestimmter Lebensmittel oftmals Ausdruck eines bewusst geführten „gesunden" Lebens (bei zugleich eher niedrig-kalorischer Ernährung) ist, was in der Studie jedoch keine ausreichende Berücksichtigung finden konnte. Auch haben die Untersuchungen nicht selten einen vegetarischen Hintergrund. Es kann ihnen also eine Botschaft anhaften.

Ich möchte dennoch einige der Nahrungsmittel, die mir bei einer ersten Sichtung in der Hinsicht aufgefallen sind, an dieser Stelle listen. Der Leser mag dann selbst seine Schlüsse daraus ziehen.

- *Generell Obst und Gemüse*

  Begründung: Vitamine, Flavonoide (sekundäre Pflanzenfarbstoffe).

- *Grün-gelbes Gemüse*

Begründung: hoher Gehalt an den Vitaminen C und Beta-Carotin.

- *Blaubeeren*

  Begründung: Polyphenole (sekundäre Pflanzenstoffe), insbesondere Flavonoide.

- *Kurkuma (Curry)*

  Begründung: entzündungshemmende Wirkstoffe.

- *Kokosöl*

  Begründung: hoher Anteil an MCT-Fetten (mittelkettige Fettsäuren), aus denen die Leber anteilsmäßig mehr Ketonkörper (und unter günstigeren Bedingungen) produzieren kann als aus normalen langkettigen Fettsäuren (wie zum Beispiel der Palmitinsäure). Für eine Vertiefung des Themas: siehe Fife und Newport in der Literatur. Allerdings dürfte das Gehirn nur bei bereits ausreichend aufgebauter Ketolysefähigkeit in vollem Umfang davon profitieren können (siehe dazu die Ausführungen im Kapitel *Die Energiestoffwechsel des Menschen* auf Seite 13).

6.3 Medikamente und Nahrungsergänzungen

Unzähligen Nahrungsergänzungen und Medikamenten wird eine positive Wirkung auf die zerebrale Leistungsfähigkeit (Gedächtnis, Konzentrationsfähigkeit, geistige Schnelligkeit etc.) nachgesagt. Zu den frei verkäuflichen Wirkstoffen zählen unter anderem (ohne Anspruch auf Vollständigkeit):

Ginseng; Macapulver; Lecithin; Q10 (Ubichinol); Vitamin B12 (und andere B-Vitamine); Ginkgo-biloba; EPA/DHA (Omega-3-Fettsäuren); Koffein (z. B. in Kaffee oder Guarana); L-Carnitin; L-Tyrosin; Glutaminsäure; Procain (K.H.3) etc.

Koffein passt sicherlich nur bedingt in die Liste, da es einen eher kurzfristigen leistungssteigernden Effekt besitzt, der sich bei regelmäßiger hoher Zuführung ins genaue Gegenteil (nämlich in eine Erschöpfung) verkehren kann. Alle anderen Stoffe sollen hingegen erst bei lang andauernder Einnahme ihre volle Wirkung entfalten.

Ein konkreter Nutzen der genannten Ergänzungsmittel hängt sicherlich sehr stark von individuellen Faktoren ab. Nicht alles wirkt bei jedem gleich. Ich persönlich kann nur bei Q10 (Ubichinol) und den B-Vitaminen einen (wenngleich recht schwachen) positiven Effekt ausmachen, alles andere wirkt bei mir entweder gar nicht oder sogar eher negativ (jedenfalls bei längerer Einnahmedauer).

Bekannte verschreibungspflichtige Wirkstoffe zur Steigerung der Gehirnleistung sind unter anderem (ohne Anspruch auf Vollständigkeit):

Ampakin; Donepezil; Piracetam; Ritalin

Obwohl die Wirkstoffe nur bei klarer Indikation (insbesondere in der Geriatrie, Ritalin bei hyperaktiven Kindern) verschrieben werden sollten, werden sie längst (neben diversen Wachmachern, Frohmachern und Aufputschmitteln wie Modafinil und Fluoxetin) von Schülern, Studenten und anderen Geistesarbeitern, die sich einem starken Leistungs- und Konkurrenzdruck ausgesetzt sehen, illegal eingesetzt, mit unabsehbaren Folgen für die langfristige Gehirngesundheit.

Wer sein Gehirn liebt und mit ihm gut und gesund ins Alter kommen möchte, sollte die Finger von den genannten Wirkstoffen lassen, zumal die im Buch beschriebene Gehirnstoffwechselumstellung auf lange Sicht einen viel größeren Effekt haben dürfte.

6.4 Körperliche Aktivität

Körperliche Aktivität stellt – wie Studien belegen – einen ausgezeichneten Schutz vor frühzeitiger Demenz dar, und zwar gleich in mehrfacher Hinsicht:

- Körperliche Fitness schützt vor den wichtigsten Demenz-Risikofaktoren: vor Übergewicht und Diabetes, Bluthochdruck, Stress und vor Depressionen. Verfügt man in den mittleren Lebensjahren über keines der genannten Risiken, besteht eine deutlich geringere Wahrscheinlichkeit, frühzeitig an Demenz zu erkranken.
- Koordinierende Bewegungen können für eine Aktivierung und Anregung großer Bereiche des Gehirns sorgen.
- Körperliche Ertüchtigung trainiert die Muskeln (inklusive Herz), den Stoffwechsel und das Stresssystem. Sie kann damit direkt oder indirekt zu einer Verbesserung der energetischen Versorgung des Gehirns beitragen.

- Körperliche Fitness erhöht das Wohlbefinden und damit wiederum den körperlichen und geistigen Antrieb. Man ist dann beispielsweise viel eher bereit, neue Dinge auszuprobieren, etwas ganz anderes zu lernen oder sonst wie aktiv zu werden.

Ob die körperliche Betätigung am Ende aus dem täglichen Ausgang mit dem Hund, der Pflege des eigenen Gartens, der Teilnahme an einem zweimal wöchentlichen Tai-Chi-Kurs, der Durchführung von Pilates-Übungen, der Mitgliedschaft im örtlichen Tischtennis-Klub, dem Anschluss an eine Wandergemeinschaft, dem regelmäßigen Besuch eines Hallenbads oder einem abendlichen Tanzkurs besteht, sei dem Leser überlassen. Anregungen, wie man das eigene Leben körperlich aktiver gestalten kann, finden sich für alle Altersklassen und auf die jeweilige persönliche Fitness zugeschnitten reichlich im Internet, in den Buchhandlungen, in Sportgeschäften, bei den Versandhäusern, in Sportvereinen, bei Religionsgemeinschaften oder auch anderswo.

6.5 Geistige Regsamkeit

Geistige Regsamkeit gehört zu den wichtigsten vorbeugenden Maßnahmen gegen Demenz, wie verschiedene Studien an Mitgliedern religiöser Gemeinschaften und älteren Menschen belegt haben. Dies könnte mit einer der Gründe dafür sein, warum Demenz negativ mit hoher Bildung assoziiert ist (anders gesagt: je höher der Bildungsgrad einer Person ist, desto niedriger ist die Wahrscheinlichkeit, frühzeitig an Demenz zu erkranken). Hochgebildete Menschen neigen nämlich eher als gering gebildete dazu, sich auf geistig anregende und anstrengende Tätigkeiten einzulassen, und zwar sowohl während ihres Berufslebens als auch im Rentenalter.

Allerdings sollte man der Genauigkeit halber hinzufügen, dass etliche der primären Demenzrisikofaktoren wie Übergewicht, Diabetes und Depressionen ebenfalls mit Armut und niedriger Bildung assoziiert sind, genauso wie Migräne, hoher Zuckerkonsum und regelmäßiger Verzehr von Junkfood übrigens auch. Die Verhältnisse sind also komplexer, als sie auf den ersten Blick erscheinen mögen.

Allgemein nachlassende kognitive Fähigkeiten (zum Beispiel ein sich verschlechterndes Gedächtnis) kann man möglicherweise unmittelbar mit einer geringeren geistigen Regsamkeit in Verbindung bringen. Bei nachlassenden körperlichen Kräften wäre das im übertragenen Sinne nicht anders. Ob auf diese Weise jedoch auch eine echte Alzheimer-Erkrankung erklärt werden kann, möchte ich ein wenig bezweifeln. Hier vermute ich andere Hauptursachen, die eher in den erarbeiteten Stoffwechselgründen und weiteren, gegebenenfalls noch völlig unbekannten Faktoren zu suchen sind.

Wie auch immer: Wer sich nicht regelmäßig bewegt, dürfte seine Koordinationsfähigkeit, Beweglichkeit und Körperkraft im Alter schneller verlieren, als jemand, der ein wenig Sport betreibt und sich auch sonst körperlich stärker betätigt. Das ist bei der Geisteskraft kein bisschen anders. Mit anderen Worten: Geistige Regsamkeit ist sinnvoll und hilft.

Ob es sich bei dem gewählten geistigen Training dann schließlich um Vokabellernen, Fernreisen, Lesen, Schreiben, Schachspielen, Musizieren, lösen von Kreuzworträtseln, computerunterstütztes Gehirnjogging, Entwerfen und Anfertigen von Kostümen, Vortragsabende, Kopfrechnen, lösen von nichtlinearen Gleichungen mit mehreren Unbekannten, Diskussionen über Gott und Welt, Mitgliedschaften in politischen Parteien, Bürgerinitiativen, eingetragenen Vereinen oder was sonst auch immer handelt, sei dem Leser überlassen.

Ein letzter Hinweis an dieser Stelle: Ohne die Sicherstellung einer konstanten optimalen energetischen Versorgung des Gehirns (zum Beispiel mittels den im Buch vorgestellten Stoffwechselmaßnahmen), dürften reine Lernmaßnahmen insgesamt nur bedingt wirksam sein.

7 Fazit

Im Laufe des Buches wurden unter anderem die folgenden wesentlichen Zusammenhänge über den Energiestoffwechsel des Menschen und die energetische Versorgung des Gehirns herausgearbeitet, auf die sich die im Anwendungsteil vorgeschlagenen Maßnahmen stützten:

- Unter den Organen des Menschen hat das Gehirn den höchsten Energiebedarf. Beim Erwachsenen beträgt sein Anteil am gesamten Ruheenergiebedarf des Organismus ca. 20 %, und zwar ununterbrochen 24 Stunden am Tag, bei Neugeborenen sind es sogar 75% und mehr.

- Bei üblicher kohlenhydratreicher Ernährungsweise hat das Gehirn eines Erwachsenen einen täglichen Bedarf an Glukose von ca. 130g, das gesamte Nervensystem von etwa 145g und mehr.

- Das Gehirn kann zwar neben Glukose grundsätzlich auch Ketonkörper (Fettabbauprodukte) zur Energiegewinnung nutzen, allerdings geht die dafür erforderliche Fähigkeit zur Ketolyse (Enzymproduktion im Gehirn) bei dauerhafter Anwendung kohlenhydratreicher und kalorisch ausreichender Ernährungsweisen im Allgemeinen sukzessive verloren. Anders gesagt: Das Gehirn verlernt es dann, Ketonkörper als Energieträger zu nutzen. Das Gehirn von Säuglingen ist hingegen unmittelbar nach der Geburt noch auf natürliche Weise ketolysefähig (das heißt, es kann Ketonkörper für die Energiegewinnung nutzen).

- Der eigentliche Glukosespeicher (Glykogenspeicher) für das Gehirn befindet sich in der Leber. Er reicht bei den meisten Menschen (bei dauerhafter Anwendung kohlenhydratreicher und kalorisch ausreichender Ernährungsweisen) für maximal 12 Stunden. Bei längerer Nahrungskarenz (Hungern) muss die Glukose deshalb zunächst aus anderen Energiespeichern (Proteinen, Fett) hergestellt werden.

- Der menschliche Organismus speichert zwar fast jede zu viel aufgenommene Kalorie in den Körperfettdepots (bei einer 70kg schweren, gesunden, schlanken Person liegen ca. 85% der verwertbaren Körperenergien als Körperfett vor, ca. 14,5% als Proteine und nur 0,5% als Kohlenhydrate) , kann aus Fett jedoch kaum noch Glukose herstellen (anteilsmäßig nur noch zu ca. 6%, und zwar aus dem Glycerin der Triglyceride, in deren Form Fett im Organismus gespeichert wird). Dies ist insoweit bemerkenswert, als der Energiebedarf des Gehirns eines Erwachsenen zwar einen zwanzigprozentigen Anteil am gesamten Ruheenergiebedarf des Menschen besitzt, die Energiespeicher jedoch zu mehr als 80% aus Fett bestehen, aus dem das Gehirn unter den heute üblichen Ernährungsgewohnheiten praktisch keine Energie mehr beziehen kann.

- Wird länger als 12 Stunden gefastet, muss (bei dauerhafter Anwendung kohlenhydratreicher und kalorisch ausreichender Ernährungsweisen) der überwiegende Teil der für das Gehirn benötigten Glukose aus Körperproteinen (aus Muskeln, Bindegewebe etc.) hergestellt werden. Diese Aufgabe übernimmt in erster Linie die in der Leber (und zum Teil in anderen Organen) stattfindende Glukoneogenese.

- Die Verzuckerung von Körperproteinen zur energetischen Versorgung des Gehirns mit Glukose ist für den Organismus sehr ineffizient: Für 1 g Glukose müssen 1,8 g Proteine verstoffwechselt werden, was den Abbau von 9 g Muskulatur oder Bindegewebe voraussetzt. 100 g zusätzliche Glukose für das Gehirn hätten somit einen Abbau von fast 1 kg Körpersubstanz (Muskulatur, Bindegewebe) – pro Tag – zur Folge. Für den Organismus kann es sich hierbei nur um eine kurzfristige Notfallmaßnahme handeln. Aus diesem Grund erfolgt der Vorgang unter maßgeblicher Beteiligung des Stresshormons Cortisol und einer Aktivierung des Sympathikus. Anders gesagt: Man erlebt in solchen Situationen starken Stress (oder Schlimmeres wie Migräne, Epilepsie, etc.). Der Stress kommt dabei nicht von außen, sondern aus dem Stoffwechsel selbst. Er ist gewissermaßen hausgemacht.

- Es lässt sich relativ leicht zeigen, dass der Mensch das wilde Leben der Altsteinzeit mit solchen gravierenden Defiziten nicht hätte erfolgreich meistern können. Auch hätte sein Gehirn unter den beschriebenen Voraussetzungen damals nicht wachsen können.

- Im Interesse der Bewahrung der eigenen Körpersubstanz und zur Vermeidung von weiterem Stress ist das einzig sinnvolle Verhalten in der beschriebenen problematischen Situation (bei bereits starker Verzuckerung von Körpersubstanz zum Wohle des Gehirns) deshalb: Baldmöglichst wieder eine Mahlzeit zu sich nehmen, die reich an (gegebenenfalls hochglykämischen) Kohlenhydraten und Proteinen ist, da beide Substrate vom Organismus leicht in Glukose zur energetischen Versorgung des Gehirns umgewandelt werden können. Nichtessenzielle Fettsäuren werden zu dem Zeitpunkt hingegen nicht unbedingt benötigt, da der Körper bereits über ausreichend viele Fettenergien in den Fettdepots verfügt. Allerdings können auch in diesem Fall zu viel gegessene Kalorien wieder in Fett umgewandelt und den Fettzellen zugeführt werden (mithilfe von Insulin), wo sie für das Gehirn nicht weiter nutzbar sind. Eine naheliegende Verhaltensempfehlung könnte dann lauten: Man sollte vorzugsweise mehrere kleinere, kalorienarme, kohlenhydratreiche und fettarme Mahlzeiten zu sich nehmen, um nicht weiter an Gewicht (und insbesondere an Körperfett) zuzulegen. Außerdem hätte dies den Vorteil – so die Theorie –, dass der Organismus durch die häufigen kohlenhydratreichen Mahlzeiten nicht zu oft in eine stressreiche Glukoneogenese zwecks Versorgung des Gehirns mit Glukose gezwungen wird.

- Genau das ist im Wesentlichen die Empfehlung der Deutschen Gesellschaft für Ernährung (DGE). Sie beruht allerdings – wie gezeigt werden konnte – auf der irrigen Grundannahme, dass das menschliche Gehirn nur aus Glukose – und nicht auch aus Fettabbauprodukten (Ketonkörpern) – Energie gewinnen kann. Ferner sorgt sie exakt dafür, dass sich an dem Zustand so bald nichts ändert. Die Empfehlung zementiert die Glukoseabhängigkeit des Gehirns gewissermaßen. Und sie hat zur Folge, dass man fortwährend selbst – und zwar durch die Einhaltung entsprechender Diäten und gegebenenfalls durch mehr Bewegung (Sport) – für eine ausgeglichene Energiebilanz sorgen muss. Denn ein menschlicher Organismus, der praktisch jede überschüssige Kalorie als Fett abspeichert, dessen energiehungrigstes Organ jedoch – wie es von den Ernährungsexperten behauptet wird – Fett nicht zur Energiegewinnung nutzen kann, ist zu keiner selbstständigen ausgeglichenen Energiebilanzierung in der Lage.

- Im Rahmen der beschriebenen Stoffwechselreaktionen und des dadurch induzierten Verhaltens wird es bei vielen Menschen zwangsläufig zu häufigen stark schwankenden Blutzuckerspiegeln und zu hohen Insulinausschüttungen kommen, mit denkbaren fatalen langfristigen Folgen für das Gehirn. Denn einerseits können die regelmäßigen Über- und Unterzuckerungen eine direkte Schädigung des Gehirns (und seiner Blutgefäße) bewirken, andererseits ebnen sie im Konzert mit Insulin und der sich dabei ergebenden Sympathikusaktivierung – die mit einer starken Stressausschüttung und einer Ankurbelung der Glukoneogenese einhergeht – den Weg in die wichtigsten Demenzrisikofaktoren wie Übergewicht, Diabetes, Bluthochdruck, Stress und Depressionen (siehe dazu die Ausführungen im Kapitel *Risikofaktoren für Demenz* auf Seite 41).

Die Analysen der vorangegangenen Kapitel kamen deshalb zu dem Schluss, dass die wichtigste Maßnahme, das eigene Gehirn langfristig zu schützen und dessen Leistungsfähigkeit zu optimieren, die Wiederherstellung seiner Ketolysefähigkeit ist, das heißt, die Reaktivierung der Fähigkeit, Ketonkörper (bestimmte, in der Leber hergestellte Fettabbauprodukte) verzögerungsfrei und übergangslos neben Glukose zur Energiegewinnung zu nutzen.

Da dies immer wieder missverstanden wird, möchte ich es lieber noch einmal zu viel als zu wenig sagen: Es geht dabei nicht darum, möglichst lange (gegebenenfalls lebenslänglich) im Zustand der Ketose (hoher Anteil von Ketonkörpern im Blut) zu verbleiben, sich jeden Tag möglichst kohlenhydratarm zu ernähren und große Fleischmengen zu verspeisen. Das eigentliche Ziel ist nicht das Erreichen eines Zustands (zum Beispiel der Ketose), sondern die Wiedererlangung einer Fähigkeit, die zu den Grundkompetenzen aller Menschen zählt. Säuglinge werden mit ketolysefähigen Gehirnen geboren. Die natürliche Fähigkeit des Gehirns, Ketonkörper als Energieträger zu nutzen, geht erst nach dem Abstillen und mit der Umstellung der Ernährung des Kindes auf kohlenhydratreiche Nahrung verloren.

Fähigkeiten erlangt man gemeinhin durch Lernen und Üben. Dabei kann man sich allerdings zeitlich begrenzen. Es ist im Allgemeinen nicht erforderlich, 24 Stunden am Tag und sieben Tage die Woche zu lernen und zu üben, nur um eine Fähigkeit (wieder) zu erlangen.

Wenn Sie beispielsweise Spanisch lernen möchten (die Fähigkeit, in Spanisch zu kommunizieren), weil Sie regelmäßig nach Spanien in Urlaub fahren, dann werden Sie vermutlich zu Beginn größere Anstrengungen unternehmen müssen, bis Sie die Sprache ausreichend beherrschen. Ist das jedoch einmal der Fall, können Sie die Sache auch wieder ein wenig gelassener angehen. Möglicherweise reicht es dann sogar, Ihre Sprachkenntnisse einmal pro Jahr während des Urlaubs aufzufrischen.

Mit der Wiedererlangung der Ketolysefähigkeit, die den meisten Menschen schon in Kindesalter abhandengekommen (ja regelrecht geraubt worden) ist, verhält es sich ganz ähnlich. Die allererste Reaktivierung der Fähigkeit ist im Allgemeinen nur durch tage- bis wochenlange drastische Kohlenhydratreduzierung oder durch Fasten zu erreichen. Solche Phasen sind jedoch in aller Regel kein „Zucker"schlecken. Eine Entwöhnung des Gehirns von der ach so geliebten Glukose kann genauso anstrengend und mit inneren Widerständen verbunden sein, wie der Versuch eines starken Rauchers beziehungsweise Trinkers, ganz auf Zigaretten beziehungsweise Alkohol zu verzichten. Ist die Fähigkeit dann aber erst einmal reaktiviert, geht sie nicht sofort wieder verloren. Man muss den Zustand, der zur Wiedererlangung der Fähigkeit führte (Fasten, ketogene Diätphase etc.), nicht permanent aufrechterhalten. Es ist wie beim Erlernen einer Fremdsprache: Einmal erworbene Kenntnisse müssen lediglich gelegentlich wieder aufgefrischt werden, dann können sie im Grunde für immer erhalten bleiben.

Ich habe mich im Maßnahmenteil darum bemüht, ein relativ einfaches, beispielhaftes und mit keinerlei direkten Kosten verbundenes Verfahren zu beschreiben, das es zumindest den allermeisten Menschen erlauben sollte, die Ketolysefähigkeit ihres Gehirns auf recht gesicherte Weise wiederzuerlangen. Allerdings existieren daneben auch Alternativen, wie angedeutet wurde. Für welche Möglichkeit Sie sich schließlich entscheiden, ist Ihnen und Ihren persönlichen Präferenzen überlassen.

Haben Sie sich einmal dazu entschlossen, den vorgeschlagenen Weg zu beschreiten, dann können Sie mit der Zeit auf relativ einfache Weise selbst herausfinden, ob Ihr Gehirn bereits in ausreichendem Maße Ketonkörper verarbeiten kann (das heißt, ketolysefähig ist): Sollten Sie nämlich problemlos in der Lage sein, einen ganzen Tag (24 Stunden) mit nur ganz wenigen (oder besser gar keinen) Kohlenhydraten zu überstehen, ohne Heißhunger zu bekommen oder in der Leistungsfähigkeit abzufallen, dann besitzen Sie bereits ein ausreichend ketolysefähiges stabiles Gehirn.

Im Maßnahmenteil wurden zugleich einige populäre Diäten beschrieben und bezüglich ihres vermutlichen Hauptwirkmechanismus analysiert. Damit sollte unter anderem aufgezeigt werden, welche Diäten besonders geeignet sind, die Ketolysefähigkeit des Gehirns zu reaktivieren und zu erhalten und Ihr persönliches Anliegen vielleicht auf Dauer noch zusätzlich zu unterstützen. Auch sollte Ihnen damit eine Hilfestellung gegeben werden, wie Sie gegebenenfalls an dem von Ihnen schon jetzt durchgeführten Diätprogramm noch weitere eigenständige Verbesserungen vornehmen können.

Vielleicht versuchen Sie meine Vorschläge einmal. Vieles im Leben kann sich dadurch beträchtlich vereinfachen. Beispielsweise müssen Sie sich dann vor größeren und anstrengenden Unternehmungen (etwa einer längeren Wanderung) nicht einmal mehr Gedanken darüber machen, ob Sie genügend zu Essen dabei haben oder ob es zwischendurch ausreichend viele geöffnete Raststätten und Einkaufsmöglichkeiten gibt. Sie brauchen das alles nicht mehr, da Sie ja Ihre Körperbatterie dabei haben.

8 Literatur

[1] Adam, Olaf (2010): KFZ-Diät. Genussvoll essen und abnehmen, 6. Auflage, Weil der Stadt: Hädecke

[2] Agatston, Arthur (2008): Die South Beach Diät. Die Sensationsdiät aus Amerika, Augsburg: Weltbild

[3] Aiello, Leslie C. (1997): Brains and Guts in Human Evolution. The Expensive Tissue Hypothesis. In: Brazilian Journal of Genetics, Band 20, Nr. 1, 1997, S. 141-148

[4] Aiello, Leslie C./Wheeler, Peter (1995): The Expensive-Tissue Hypothesis. The Brain and the Digestive System in Human and Primate Evolution. In: Current Anthropology, Band 36, Nr. 2, 1995, S. 199-221

[5] Arndt, Klaus/Korte, Stephan (2001): Die Anabole Diät. Ketogene Ernährung für Bodybuilder, Arnsberg: Novagenics

[6] Atkins, Robert (1989): Dr. Atkins' Gesundheitsrevolution. Länger und gesünder leben, Genf: Ariston Verlag

[7] Auwera, Ingrid Van der/Wera, Stefaan/Leuven, Fred Van/Henderson, Samuel T. (2005): A ketogenic diet reduces amyloid beta 40 and 42 in a mouse model of Alzheimer's disease, Nutr. Metab. (Lond.) 2005; 2: 28.

[8] Baumeister, Friedrich A. M. (2012): Ketogene Diät. Ernährung als Therapiestrategie bei Epilepsien und anderen Erkrankungen. Stuttgart: Schattauer

[9] Buchholz AC/Schoeller DA (2004): Is a calorie a calorie? American Journal of Clinical Nutrition, Vol. 79, No. 5, S. 899-906

[10] Carlson, Anton J./Hoelzel, Fredreck (1946): Apparent Prolongation of the Life Span of Rats by Intermittent Fasting. In: Journal of Nutrition 31, 1946, S. 363-375

[11] Cordain, Loren (2004): Das Getreide – Zweischneidiges Schwert der Menschheit. Unser täglich' Brot macht satt, aber krank. Ernährung mit Getreideprodukten kann die Gesundheit ruinieren, Arnsberg: Novagenics

[12] Cordain, Loren (2010): The Paleo Diet. Lose Weight and Get Healthy by Eating the Foods You Were Designed to Eat, New York: John Wiley & Sons

[13] Correia, Hamilton R./Balseiro, Sandra C./Correia, Elisabete R./Mota, Paulo G./De Areia, Manuel L. (2004): Why are human newborns so fat? Relationship between fatness and brain size at birth, American Journal of Human Biology, 16/1 (2004), S. 24-30

[14] Coy, Johannes (2010): Das Anti-Krebs-Kochbuch, München: Gräfe und Unzer

[15] Cuervo AM/Dice JF (2000): Age-related decline in chaperone-mediated autophagy, J Biol Chem. 2000 Oct 6;275(40):31505-13

[16] Deutsches Medizin Netz (2006): Neurodermitis, 23.08.2006, http://www.medizin-netz.de/icenter/neurodermitis.htm

[17] DGE e.V. (2011): Vollwertig essen und trinken nach den 10 Regeln der DGE, http://www.dge.de/modules.php?name=Content&pa=showpage&pid=15

[18] Dukan, Pierre (2011): Die Dukan Diät. Das Schlankheitsgeheimnis der Franzosen, München: Gräfe und Unzer

[19] Fallon S/Enig MD (1999): Guts and Grease.The Diet of Native Americans, The Weston A. Price Foundation, http://www.westonaprice.org/traditional-diets/guts-and-grease

[20] Fife, Bruce (2012): Stopp Alzheimer! Wie Demenz vermieden und behandelt werden kann, Lünen: Systemed

[21] Fife, Bruce (2012): Stopp Alzheimer! Praxisbuch, Lünen: Systemed

[22] Finn PF/Dice JF (2005): Ketone bodies stimulate chaperone-mediated autophagy, J Biol Chem. 2005 Jul 8;280(27):25864-70

[23] Focus Online (2004): Die Ehe macht dick, 08.10.2004, http://www.focus.de/gesundheit/news/uebergewicht_aid_87307.html

[24] Frank, Gunter (2009): Lizenz zum Essen. Stressfrei essen, Gewichtssorgen vergessen, München: Piper

[25] Frank, Gunter (2012): Schlechte Medizin. Ein Wutbuch, München: Albrecht Knaus Verlag

[26] Göbel, Hartmut (2011): Wie unterscheidet sich Migräne von Kopfschmerzen? NDR.de, 11.11.2011: http://www.ndr.de/ratgeber/gesundheit/schmerz/mythosaspirin113.html

[27] Gonder, Ulrike (2009): Fett! Unterhaltsames und Informatives über fette Lügen und mehrfach ungesättigte Versprechungen, 4. Auflage, Stuttgart: Hirzel

[28] Gonder, Ulrike/Worm, Nicolai (2010): Mehr Fett! Warum wir mehr Fett brauchen, um gesund und schlank zu sein, Lünen: Systemed

[29] Grillparzer, Marion (2009): Die neue GLYX-Diät. Abnehmen mit Glücks-Gefühl, 3. Auflage, München: Gräfe und Unzer

[30] Halagappa, Veerendra Kumar Madala et al. (2007): Intermittent fasting and caloric restriction ameliorate age-related behavioral deficits in the triple-transgenic mouse model of Alzheimer's disease, Neurobiol Dis. 2007 Apr;26(1); S. 212-220

[31] Henderson, Samuel T. (2008): Ketone bodies as a therapeutic for Alzheimer’s disease, Neurotherapeutics. 2008 Jul;5(3); S. 470-480

[32] Jaminet, Paul/Jaminet, Shou-Ching (2010): Perfect Health Diet. Four Steps to Renewed Health, Youthful Vitality, and Long Life, Cambridge MA: YinYang Press

[33] Johns Hopkins Medical Institutions (2010): High-Fat Ketogenic Diet to Control Seizures Is Safe Over Long Term, Study Suggests, ScienceDaily, 16.02.2010, http://www.sciencedaily.com/releases/2010/02/100216163531.htm

[34] Kämmerer, Ulrike/Schlatterer, Christina/Knoll, Gerd (2012): Krebszellen lieben Zucker – Patienten brauchen Fett, Lünen: Systemed

[35] Kiffin R/Christian C/Knecht E/Cuervo AM (2004): Activation of Chaperone-mediated Autophagy during Oxidative Stress, Mol Biol Cell. 2004 November; 15(11): 4829–4840

[36] Kirsch JR/D'Alecy LG (1984): Hypoxia induced preferential ketone utilization by rat brain slices, Stroke. 1984 Mar-Apr;15(2):, S. 19-23

[37] Kopf, Daniel (2012): Diabetes mellitus und Demenz. Implikationen für Prävention und medizinisch-pflegerische Patientenbetreuung, ProAlter, März/April 2012, S. 52-55, http://www.marienkrankenhaus.org/fileadmin/user_upload/downloads/Downloads_Allg.Informationsmaterial/ProAlter_Artikel_Dr._Kopf.pdf

[38] Krech III, Shepard (1999): The Ecological Indian. Myth and History, New York: W. W. Norton

[39] Kunz, Martin (2005): GU Ratgeber Gesundheit: Satt und schlank mit der Volumetrics-Diät, 4. Auflage, München: Gräfe und Unzer

[40] Kuzawa, Christopher W. (1998): Adipose tissue in human infancy and childhood. An evolutionary perspective, American Journal of Physical Anthropology 27(suppl.): S. 177-209

[41] Kwasniewski, Jan (2000): Optimal Essen, 2. Auflage, Warszawa: WGP Verlag

[42] Lavers, Chris (2003): Warum haben Elefanten so große Ohren? Dem genialen Bauplan der Tiere auf der Spur, Bergisch Gladbach: Bastei Lübbe

[43] Lindsay DB/Setchell BP (1976): The oxidation of glucose, ketone bodies and acetate by the brain of normal and ketonaemic sheep, The Journal of Physiology, 1976 Vol 259, Issue 3, S. 801-823

[44] Lochs, Herbert (2003): Hungerstoffwechsel, http://www.dgem.de/termine/berlin2003/lochs.pdf

[45] Löffler, Georg/Petrides, Petro E. (Hrsg.) (2003): Biochemie und Pathobiochemie, 7. Auflage, Heidelberg: Springer Medizin-Verlag

[46] Lutz, Wolfgang (2004): Leben ohne Brot. Die wissenschaftlichen Grundlagen der kohlenhydratarmen Ernährung, 16. Auflage, Gräfelfing: Informed

[47] Maalouf, Marwan/Rho, Jong M./Mattson, Mark P. (2009): The neuroprotective properties of calorie restriction, the ketogenic diet, and ketone bodies. Brain Res Rev. 2009 Mar;59(2); S. 293-315

[48] Mersch, Peter (2004): migräneinformation.de, http://www.miginfo.de

[49] Mersch, Peter (2006): Migräne. Heilung ist möglich, Norderstedt: Books on Demand

[50] Mersch, Peter (2008): Evolution, Zivilisation und Verschwendung. Über den Ursprung von Allem, Norderstedt: Books on Demand

[51] Mersch, Peter (2011): Ich beginne zu glauben, dass es wieder Krieg geben wird. Was die Systemische Evolutionstheorie über unsere Zukunft verrät, Norderstedt: Books on Demand

[52] Mersch, Peter (2012): Gesund abnehmen ohne Jojo-Effet. Wie man sein Wunschgewicht dauerhaft hält, Norderstedt: Books on Demand

[53] Mersch, Peter (2012): Systemische Evolutionstheorie. Eine systemtheoretische Verallgemeinerung der Darwinschen Evolutionstheorie, Norderstedt: Books on Demand

[54] Mersch, Peter (2012): Wie Übergewicht entsteht … und wie man es wieder los wird, Norderstedt: Books on Demand

[55] Mersch, Peter (2012): Der Fall Charlie Abrahams, http://www.mersch.com/molmain/main.php?docid=231#mol267

[56] Mitchell, James R. et al. (2010): Short-term dietary restriction and fasting precondition against ischemia reperfusion injury in mice, Aging Cell. 2010 Feb;9(1); S. 40-53

[57] Montignac, Michel (2001): Die Montignac-Methode … essen und dabei abnehmen, Offenburg: Artulen Verlag

[58] Moreno, Mike (2012): Die 17-Tage-Diät. München: Goldmann

[59] Morris AAM (2005): Cerebral ketone body metabolism, Journal of Inherited Metabolic Disease, Volume 28, Issue 2, Apr 2005, S. 109-121

[60] Mumenthaler, Marco (2002): Epilepsie und Migräne, Schweiz Med Forum, Nr. 7, 13.02.2002, S. 139-143, http://www.medicalforum.ch/pdf/pdf_d/2002/2002-07/2002-07-297.PDF

[61] Murphy P/Likhodii S/Nylen K/Burnham WM (2005): The antidepressant properties of the ketogenic diet. Biol Psychiatry. 2004;56: S. 981-983

[62] Newport, Mary (2012): Alzheimer – vorbeugen und behandeln. Die Keton-Kur: Wie ein natürliches Fett die Erkrankung aufhält, Kirchzarten: VAK Verlags GmbH

[63] Pan JW/Bebin EM/Chu WJ/Hetherington HP (2009): Ketosis and epilepsy: 31P spectro-scopic imaging at 4.1T, Epilepsia 1999; 40(6), S. 703-707

[64] Pape, Detlef/Schwarz, Rudolf/Trunz-Carlisi, ElmarU/Gillessen, Helmut (2006): Schlank im Schlaf. Die revolutionäre Formel: So nutzen Sie Ihre Bio-Uhr zum Abnehmen, München: Gräfe und Unzer Verlag

[65] Paul, Sabine (2012): PaläoPower: Das Wissen der Evolution nutzen für Ernährung, Gesundheit und Genuss, München: Beck

[66] Peters, Achim (2011): Das egoistische Gehirn. Warum unser Kopf Diäten sabotiert und gegen den eigenen Körper kämpft, Berlin: Ullstein

[67] Platte, Petra/Korenke, Christoph (2005): Epilepsie. Neue Chancen mit der ketogenen Diät, Stuttgart: Trias

[68] Pollmer, Udo et al. (2005): Erstes Steinzeitmärchen – Unsere Vorfahren aßen fettbewusst, EU.L.E.n-Spiegel 5-6/2005, S. 4-7

[69] Protina Pharm. GmbH (2005): Basica Nahrungsmittel-Tabelle, http://www.basica.de/images/stories/Basica/nahrungstabelle_2009.pdf

[70] Reder, Klaus (2012): So können Sie Demenz vergessen! Was das Gehirn schützt und was ihm schadet! Norderstedt: Books on Demand

[71] Remer, Thomas/Manz Friedrich (1995): Potential renal acid load of foods and its influence on urine pH. J Am Diet Assoc. 1995 Jul;95(7), S. 791-797

[72] Remer, Thomas (2000): Influence of diet on acid-base balance. Semin Dial. 2000 Jul-Aug;13(4), S. 221-226

[73] Remer, Thomas (2001): Influence of nutrition on acid-base balance--metabolic aspects. Eur J Nutr. 2001 Oct;40(5), S. 214-220

[74] Rensing, Ludger (2007): Die Grenzen der Lebensdauer. Von welchen zellulären Faktoren wird das Altern bestimmt? Biologie in unserer Zeit. Volume 37, Issue 3; S. 190-199

[75] Schaub, Stefan (2004): Ernährung + Verdauung = Gesundheit. Die Fundamente des Gesundbleibens, CH-Maienfeld: Verlag Pro Salute

[76] Schaub, Stefan/Scheuss, Sonja/Schaub, Milly (2006): Die gute Figur mit der kohlenhydrat- und säurearmen Ernährung nach Schaub, CH-Maienfeld: Verlag Pro Salute

[77] Schurr, Avital (2006): Lactate: the ultimate cerebral oxidative energy substrate? Journal of Cerebral Blood Flow & Metabolism (2006) 26, S. 142-152

[78] Sears, Barry/Lawren, Bill (2000): Das Optimum: Die Sears-Diät. Für optimale körperliche und geistige Leistungsfähigkeit, München: Econ

[79] Speth JD, Spielmann KA: Energy source, protein metabolism, and hunter-gatherer subsistence strategies, Journal of Anthropological Archaeology 1983/2/pages 1-32

[80] SpiegelOnline (2004): Fett fürs Hirn. Babyspeck macht schlau, 18.02.2004, http://www.spiegel.de/wissenschaft/mensch/fett-fuers-hirn-babyspeck-macht-schlau-a-286943.html

[81] Stefansson Vilhjalmur (1960): The Fat of the Land, New York: The Macmillan Company

[82] Stern.de (2012): Essen ist die beste Diät. Migräniker sollen auf regelmäßige Attacken achten, wenn sie Attacken vorbeugen wollen, http://www.stern.de/gesundheit/gesundheitsnews/ernaehrung-essen-ist-die-beste-diaet-622187.html

[83] Strahlman, R. Scott (2006): Can Ketosis Help Migraine Sufferers? A Case Report. Headache: The Journal of Head and Face Pain. Volume 46, S. 182

[84] Strunz, Ulrich (2008): Die neue Diät. Fit und schlank durch Metabolic Power, München: Heyne

[85] Summ, Ursula (2010): Trennkost. Das Abnehmprogramm, 3. Auflage, Stuttgart: Trias

[86] Taubes, Gary (2011): Why We Get Fat. And What to Do About It, New York: Anchor Books

[87] Vaas, Rüdiger (2002): Der Intelligenzsprung – Das menschliche Gehirn hat sich in den letzten rund drei Millionen Jahren drastisch vergrößert. Evolutionsforscher sind den ökologischen und sozialen Ursachen auf der Spur, Bild der Wissenschaften, 08 / 2002, S. 30-39

[88] Vany, Arthur de (2012): Die Steinzeit-Diät: So kriegen Sie Ihr Fett weg – natürlich fit, schlank und gesund wie vor 200.000 Jahren, Kulmbach: Börsenmedien

[89] Veech RL (2004): The therapeutic implications of ketone bodies: the effects of ketone bodies in pathological conditions: ketosis, ketogenic diet, redox states, insulin resistance, and mito-chondrial metabolism, Prostaglandins Leukot Essent Fatty Acids. 2004 Mar;70(3): S. 309-19

[90] Westman, Eric C./Phinney, Stephen D./Volek, Jeff S. (2011): Die aktuelle Atkins-Diät. Das Erfolgsprogramm von Ärzten optimiert. München: Goldmann

[91] Wood, Philip A. (2006): How Fat Works, Cambridge MA: Harvard University Press

[92] Worm, Nicolai (2009): LOGI-Methode. Glücklich und schlank, 8. Auflage, Lünen: Systemed

[93] Worm, Nicolai (2000): Syndrom X oder Ein Mammut auf den Teller! Mit Steinzeitdiät aus der Ernährungsfalle, Bern: Hallwag

[94] Zimmet, P./Thomas, C. R. (2003): Genotype, obesity and cardiovascular disease--has technical and social advancement outstripped evolution? J Intern Med. 2003 Aug;254(2); S. 114-125

Über den Autor

Peter Mersch, Jahrgang 1949, ist Systemanalytiker und Zukunftsforscher. Seine Forschungsschwerpunkte liegen in den Gebieten Migräne, Evolutionstheorie, soziokulturelle Evolution, Demografie und Soziologie.

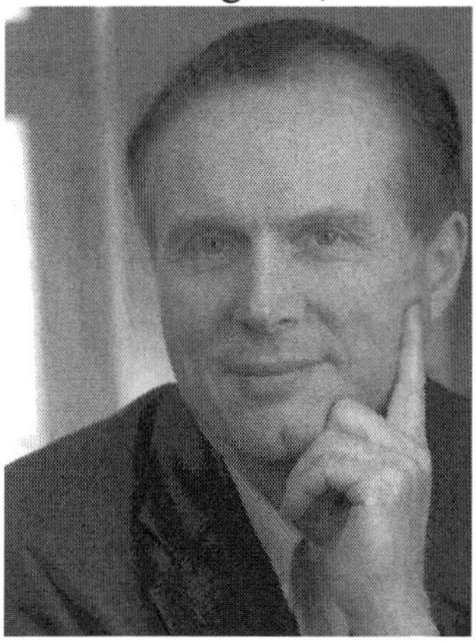

Von ihm stammen die Systemische Evolutionstheorie, das Familienmanager-Konzept und die energetische Migränetheorie.

Daneben beschäftigt er sich mit den Ursachen der Übergewichts- und Demenzepidemie. Auch dazu hat er eigene theoretische und praktische Konzepte vorgelegt.

Seit 2004 betreibt er im Internet das bekannte Migräneportal www.miginfo.de.

Ebenfalls von Peter Mersch:

Migräne. Heilung ist möglich

Immer mehr Menschen leiden unter Migräne, einer Krankheit mit quälenden Kopfschmerzen und zum Teil schweren neurologischen Symptomen. Allein in Deutschland geht man von 6 bis 8 Millionen Betroffenen aus, darunter eine zunehmende Zahl kleiner Kinder.

Peter Mersch zeigt auf, dass es sich bei Migräne keineswegs – wie von der Schulmedizin behauptet – um eine unheilbare neurologische Erkrankung handelt, sondern um temporäre energetische Krisen im Gehirn, in vielen Fällen verursacht durch eine zu kohlenhydratreiche Ernährung.

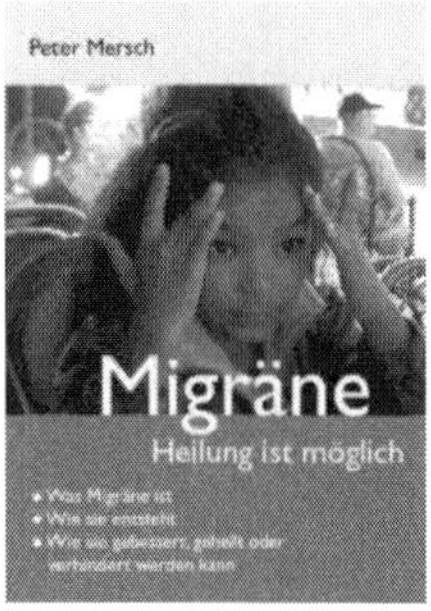

Die Umstellung der Energieversorgung des Gehirns vom Kohlenhydratstoffwechsel auf den leistungsfähigeren Fettstoffwechsel war die Voraussetzung dafür, dass das Gehirn des Menschen in der Altsteinzeit wachsen konnte. Mit Einführung des Getreides im Neolithikum und dem späteren Siegeszug des Zuckers erfolgte eine immer stärkere Regression der Energieversorgung des Gehirns auf den labileren Kohlenhydratstoffwechsel, womit viele Menschen nicht zurechtkommen. Die Folge sind Unterzuckerungen und andere sporadische zerebrale Mangelsituationen, die dann zu den Migräneattacken führen.

Das Buch stellt dar, wie durch Umstellung auf eine Ernährung, die den energetischen Anforderungen des Gehirns entspricht, und andere Lebensstilmaßnahmen Migräne deutlich gebessert oder sogar geheilt werden kann.

Norderstedt, Books on Demand, 2006, ISBN 978-3-8334-4638-2, 32,80 €

Wie Übergewicht entsteht … und wie man es wieder los wird

Die vorherrschende Vorstellung der Medizin ist, dass Menschen in erster Linie deshalb übergewichtig werden, weil sie mehr Kalorien zu sich nehmen als sie verbrauchen. Meist wird ihnen geraten, weniger zu essen – insbesondere vom Hauptenergieträger Fett – und sich gleichzeitig mehr zu bewegen – zum Beispiel durch Sport –, um die zu viel aufgenommene Energie zu verbrauchen.

Peter Mersch zeigt demgegenüber, dass es vor allem der aus evolutionärer Sicht noch nicht ganz ausgereifte Gehirnstoffwechsel des Menschen ist, der ihn unter den heutigen Lebensbedingungen zunehmend übergewichtig werden lässt. Denn unter der modernen Zivilisationskost kann das energiehungrigste und wichtigste Organ des Menschen – das Gehirn – die vielen, im Körperfett vorgehaltenen Kalorien nicht ausreichend nutzen, sodass Menschen selbst dann wieder hungrig werden, wenn sie längst überreichlich viel Fett am eigenen Körper tragen.

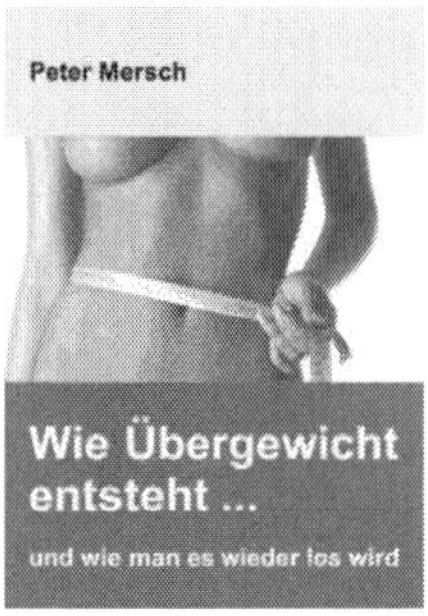

Ursache des Problems ist also weder die zu reichliche Fettspeicherung noch die mangelhafte Fettmobilisierung bei den Übergewichtigen, wie es die meisten Diäten und Ernährungsexperten behaupten, sondern die unzureichende Nutzung der in den Fettdepots gespeicherten Energien. Damit lässt sich insbesondere der epidemische Charakter der globalen Übergewichtswelle gut erklären.

Der Autor schließt seine Ausführungen mit einer Erläuterung verschiedener Lebensstilmaßnahmen und Ernährungsweisen zur Vermeidung und Reduzierung von Übergewicht, an deren Grundprinzipien er sich seit mehr als 20 Jahren selbst hält. In diesem Zuge analysiert er zahlreiche Ernährungsprogramme zur Gewichtsabnahme wie die Atkins-Diät, South-Beach-Diät, Lutz-Diät, ketogene Diät, anabole Diät, Dukan-Diät, 17-Tage-Diät, GLYX-Diät, Montignac-Methode, LOGI-Methode, Sears-Diät, Trennkost, Schlank im Schlaf, KFZ-Diät, Steinzeiternährung, FDH, Low-Fat etc. und beschreibt deren Eigenschaften und Wirkmechanismen.

Norderstedt: Books on Demand, 2012, ISBN 978-3-8482-0792-3, 9,95 €

North Charleston, SC: CreateSpace, 2012, ISBN 978-1477551721, 8,95 €

Gesund abnehmen ohne Jojo-Effekt. Wie man sein Wunschgewicht dauerhaft hält

Warum werden immer mehr Menschen übergewichtig? Warum scheitern so viele Diäten? Und warum kommt es dabei ganz häufig zum gefürchteten Jojo-Effekt?

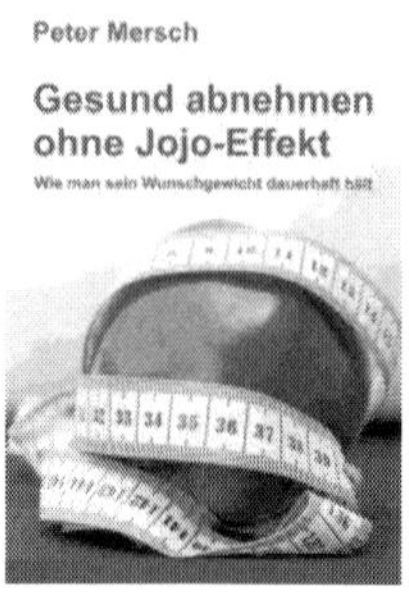

Peter Mersch zeigt, dass dies vor allem an unserem Gehirn liegt, das unter der modernen Ernährungsweise, aber auch den meisten Diäten, ausschließlich aus Glukose Energie gewinnen kann. Da der menschliche Organismus aus Fett keine Glukose mehr erzeugen kann, sind die Energiereserven der Fettdepots für den Hauptenergieverbraucher des menschlichen Körpers – das Gehirn – dann nicht länger nutzbar.

Der Autor schließt seine Ausführungen mit einer Erläuterung verschiedener Maßnahmen, durch die man bei zahlreichen Diäten einem Jojo-Effekt entrinnen und sein Wunschgewicht langfristig halten kann.

Das Buch wendet sich insbesondere an Leser, die an den eher wissenschaftlichen Erläuterungen des Buchs „Wie Übergewicht entsteht ... und wie man es wieder los wird“ des gleichen Autors weniger interessiert sind.

Norderstedt, Books on Demand, 2012, ISBN 978-3-8482-2458-5, 8,50 €

North Charleston, SC: CreateSpace, 2012, ISBN 978-1479338443, 6,95 €

Systemische Evolutionstheorie. Eine systemtheoretische Verallgemeinerung der Darwinschen Evolutionstheorie

Bei der Systemischen Evolutionstheorie (Systemic Theory of Evolution) handelt es sich um eine Verallgemeinerung der Darwinschen Evolutionstheorie, die auf der allgemeinen Systemtheorie, der Kommunikationstheorie, der Soziobiologie, der Ökonomie und der modernen Demografie basiert und mit der Ontologie des systemischen Materialismus vereinbar ist. Sie stellt den Versuch dar, alle eigendynamischen Evolutionen - inklusive der biologischen und soziokulturellen Evolution - mit den gleichen einheitlichen Evolutionsprinzipien zu beschreiben.

Die Theorie ist interdisziplinär angelegt und weder der Biologie noch den Gesellschaftswissenschaften zurechenbar.

Mit einem Vorwort von Prof. Dr. Klaus Rohde.

Stimmen:

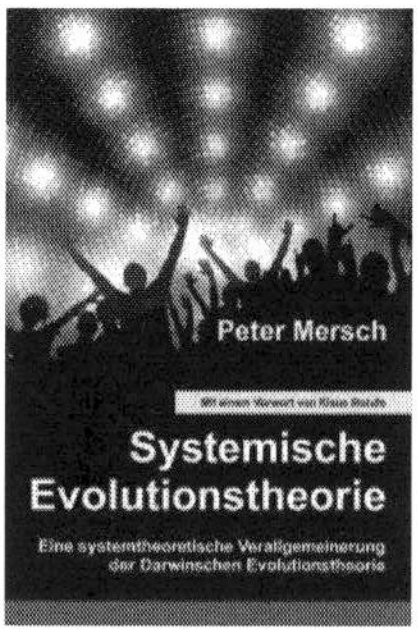

Prof. Dr. Jochen Oehler (Neuro- und Verhaltensbiologe):

> Eine Reihe von interessanten Ansätzen vonseiten der Molekularbiologie, der Verhaltens- und Soziobiologie einschließlich der Memtheorie haben für bestimmte Bereiche das evolutionäre Erklärungspotenzial zwar erweitert, aber noch nicht zu der erhofften übergeordneten neuen Theorie geführt. Peter Mersch legt nun als Systemtheoretiker mit seiner Systemischen Evolutionstheorie einen umfassenden, vor allem übergeordneten Ansatz vor, der höchste Beachtung verdient.

Prof. Dr. Dr. Franz Josef Radermacher (Mathematiker/Informatiker; Mitglied des Club of Rome):

> Dies ist ein großartiges Werk. Es ist eine umfassende Darstellung des Gedankens der Evolution unter Einschluss allgemeiner Superorganismen, damit auch von Unternehmen, Staaten und der ganzen Menschheit, was mir thematisch immer schon ein besonderes Anliegen war und ist.

Prof. Dr. Klaus Rohde (Zoology, UNE, Australia; Clarke Medal Winner):

> Mir scheint, dass die Systemische Evolutionstheorie vor allem neues Licht auf die Evolution menschlicher Kulturen im weitesten Sinne, inklu-

sive der Technik und staatlicher Organisation werfen kann, und eingehende kritische Berücksichtigung verdient. Ihre Terminologie ist klar und leicht verständlich, was vor allem auch für die Diskussion des Sozialdarwinismus wichtig ist. Die Annahme von die Evolution vorantreibenden eigendynamischen Evolutionsakteuren im Gegensatz zu rein passiv selektierten Einheiten steht im Einklang mit neueren theoretischen Erkenntnissen, die die Selbstorganisation komplexer Systeme für einen wesentlichen Evolutionsfaktor halten.

Prof. Dr. Jürgen Tautz (Biologe; Communicatorpreisträger 2012):

Unter den Büchern, die sich mit dem Prozess und den Resultaten von Evolution befassen, ist dieses Buch für mich eines der originellsten seit Langem.

Prof. Dr. Dr. Gerhard Vollmer (Physiker und Philosoph; Mitbegründer der Evolutionären Erkenntnistheorie):

Die Frage liegt nahe, ob es vielleicht eine übergreifende Evolutionstheorie gibt, die alle oder wenigstens viele evolutive Prozesse umfasst. Peter Mersch legt eine solche Theorie vor. Mit großer Umsicht, wenn auch in eigenwilliger Terminologie, in die man sich hineindenken muss, formuliert er die Prinzipien seiner Systemischen Evolutionstheorie und belegt ihre Anwendbarkeit auf verschiedenen Systemebenen. Es ist geradezu verblüffend, wie sich dabei nichtbiologische Systeme in seine Begrifflichkeit und in seine Prinzipien einpassen. Auch die Unterschiede zur Darwinschen Evolutionstheorie werden deutlich. Einige Probleme dieser Theorie lassen sich dabei elegant darstellen, teilweise auch lösen.

Norderstedt: Books on Demand, 2012, ISBN 978-3-8482-2738-9, 19,90 €

North Charleston, SC: CreateSpace, 2012, ISBN 978-1480071315, 15,80 €

3858198R00065

Printed in Germany
by Amazon Distribution
GmbH, Leipzig